送 / 您 / 一 / 份　爱 / 的 / 礼 / 物

肿瘤患者居家护理
一本通

主　编　陆宇晗

副主编　尤渺宁　国仁秀

编　者（按姓名汉语拼音排序）

柏冬丽　冯智超　谷友惠　国仁秀　何双智

侯晓婷　金　淼　康京京　亢东琴　陆宇晗

马晓晓　任　晖　沈艳芬　王　云　杨　红

尤渺宁　于文华　余　琪　曾　纯　张　红

张　洁　张丽燕　张亚茹　赵　旻　赵艺媛

编者单位　北京大学肿瘤医院

北京大学医学出版社

ZHONGLIU HUANZHE JUJIA HULI YIBENTONG

图书在版编目（CIP）数据

肿瘤患者居家护理一本通 / 陆宇晗主编 . — 北京：
北京大学医学出版社，2021.1
　ISBN 978-7-5659-2328-9

　Ⅰ . ①肿… Ⅱ . ①陆… Ⅲ . ①肿瘤 – 护理 Ⅳ .
① R473.73

　中国版本图书馆 CIP 数据核字 (2020) 第 232609 号

肿瘤患者居家护理一本通

主　　编：陆宇晗
出版发行：北京大学医学出版社
地　　址：（100083）北京市海淀区学院路 38 号　北京大学医学部院内
电　　话：发行部 010-82802230；图书邮购 010-82802495
网　　址：http：//www.pumpress.com.cn
E - mail：booksale@bjmu.edu.cn
印　　刷：北京信彩瑞禾印刷厂
经　　销：新华书店
责任编辑：赵　欣　责任校对：靳新强　责任印制：李　啸
开　　本：889 mm×1194 mm　1/16　印张：14　字数：248 千字
版　　次：2021 年 1 月第 1 版　2021 年 1 月第 1 次印刷
书　　号：ISBN 978-7-5659-2328-9
定　　价：89.00 元

本书由

北京大学医学出版基金资助出版

前　言

　　近些年，我国恶性肿瘤发病率呈现逐年上升的趋势，已位居各类疾病的前列。在医疗资源有限的情况下，要满足日益增长的治疗需求，则需要不断提高资源使用效率。因此，肿瘤患者住院时间逐渐缩短，疾病过程中的大多数时间都在家中度过，这给患者及家属的居家照护提出了挑战。

　　恶性肿瘤具有症状隐匿、发现时大多病期晚、治疗周期长、症状复杂等特点。居家期间，面对恶心呕吐、脱发、皮疹等化疗药物副作用，面对疼痛、呼吸困难、便秘等症状，面对腹水、淋巴水肿、癌性伤口等并发症，患者及家属经常不知如何应对而承受着巨大的身心痛苦和压力，需要专业的支持和指导。

　　当前，肿瘤居家护理相关科普书籍十分有限，现应广大肿瘤患者及家属的要求，由来自北京大学肿瘤医院各专业领域的护理专家和骨干组成编写团队，基于国内外最新的循证依据，结合丰富的肿瘤护理临床经验，历时一年余完成本书。本书将以人为本的照护理念贯穿到每一个章节，从肿瘤患者的角度评估居家期间的常见问题及照护需求，提供相应护理对策。在普及知识和技能的同时，激发和调动患者和家属的内在潜力，鼓励他们在疾病全程积极参与，从而能够更加从容地应对。本书内容涵盖了居家期间常见症状、化疗安全、静脉管路安全、淋巴水肿、肠造口等方面的问题及居家照护要点，以知识小档案、自我评估及应对策略几部分列出。同时，编者根据护理咨询门诊收集的问题和需求，也为家属提供了居家照护指引，例如，如何参与居家照顾，如何与亲人有效沟通，如何做好自我照顾等。本书内容丰富，简明实用，形式直观，便于查阅，不仅适用于肿瘤患者和家属，同样适用于各医疗机构为肿瘤患者提供健康教育的医护人员。

　　在此感谢参与本书编写的护理专家和骨干的辛勤付出！感谢北京大学医学出版社的支持！这是一本肿瘤患者居家照护的工具书，也是家属提供温暖陪伴的关怀手册，希望本书的出版能够让更多的肿瘤患者及家属从中受益！

陆宇晗

目录

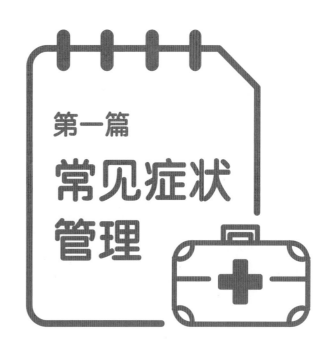

第一篇

常见症状
管理

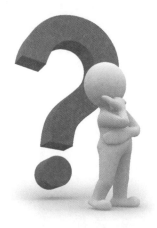

疼痛

知 识 小 档 案

　　疼痛是肿瘤患者最常见的症状之一，严重影响患者的生活质量。

　　引起肿瘤患者疼痛的因素有很多，约70%的疼痛与肿瘤压迫、浸润有关，约20%的疼痛由相关治疗或检查，如手术、介入、骨髓穿刺等引起，约10%的疼痛由感染、病理性骨折等并发症引起。无论何种原因引起的疼痛，均需关注。癌性疼痛需要综合规范的治疗方法，主要包括抗肿瘤治疗、止痛药物治疗及非药物措施。

　　忍痛有害而无益，规范的镇痛治疗是肿瘤综合治疗的重要部分。在现有的医疗资源下，恰当应用药物和非药物疗法，90%以上的疼痛都可以得到满意的缓解，这需要您的积极参与！

自我评估

✎ 用"X"标出疼痛部位

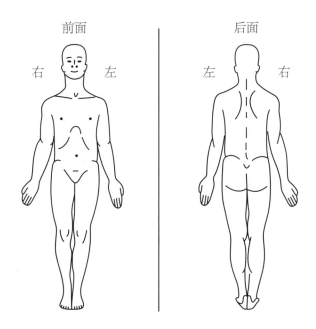

前面　　　　　　　　　后面

右　左　　　　　左　右

✎ 在以下数字疼痛评估标尺（NRS）中选择一个数字表示疼痛强度

◎ 过去24小时内大部分时间的疼痛评分_____

◎ 当前的疼痛评分_____

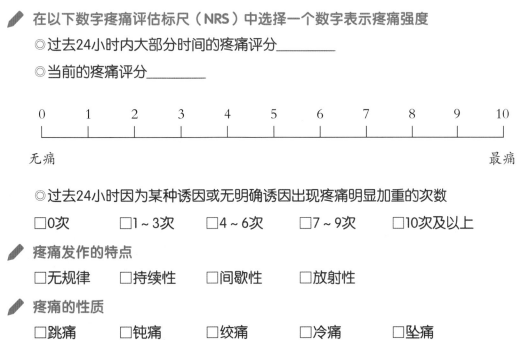

0　1　2　3　4　5　6　7　8　9　10

无痛　　　　　　　　　　　　　　　最痛

◎ 过去24小时因为某种诱因或无明确诱因出现疼痛明显加重的次数

□0次　　□1~3次　　□4~6次　　□7~9次　　□10次及以上

✎ 疼痛发作的特点

□无规律　　□持续性　　□间歇性　　□放射性

✎ 疼痛的性质

□跳痛　　□钝痛　　□绞痛　　□冷痛　　□坠痛

□酸胀痛　　□撕裂痛　　□轻压痛　　□刀割样痛　　□尖锐痛

☐针刺痛   ☐轻触痛   ☐烧灼痛   ☐电击痛   ☐麻木痛

☐其他

✎ **以下因素会诱发或加重疼痛**

☐体位变换后   ☐进食后   ☐排便后   ☐情绪激动   ☐失眠   ☐其他

✎ **以下方法可以帮助缓解疼痛**

☐休息   ☐热敷/冷敷   ☐按摩   ☐进食   ☐变换体位

☐用止痛药   ☐转移注意力   ☐听音乐   ☐其他

✎ **疼痛对生活质量的影响程度**

◎疼痛对日常生活的影响（如自理、家务）

（无影响）0   1   2   3   4   5   6   7   8   9   10 （完全影响）

◎疼痛对行走能力的影响

（无影响）0   1   2   3   4   5   6   7   8   9   10 （完全影响）

◎疼痛对睡眠的影响

（无影响）0   1   2   3   4   5   6   7   8   9   10 （完全影响）

◎疼痛对情绪的影响

（无影响）0   1   2   3   4   5   6   7   8   9   10 （完全影响）

◎疼痛对外出工作的影响

（无影响）0   1   2   3   4   5   6   7   8   9   10 （完全影响）

◎疼痛对我与他人关系的影响

（无影响）0   1   2   3   4   5   6   7   8   9   10 （完全影响）

✎ **服用止痛药期间有无以下不良反应**

☐便秘   ☐恶心/呕吐   ☐嗜睡   ☐头晕

☐尿潴留   ☐瘙痒   ☐抽搐   ☐其他

应对策略

通用措施

◎癌性疼痛是一种慢性疼痛，需要长期治疗，记录疼痛日记有助于了解疼痛的规律、治疗效果及药物不良反应，可为医生调整止痛药物品种及剂量提供依据。

◎每日评估过去24小时大部分时间的疼痛强度、疼痛突然加重的次数及药物不良反应等，并记录。

◎营造良好的居家睡眠环境，保证睡眠质量，从而提高对疼痛的耐受性。

◎尝试使用非药物措施，如放松、深呼吸、按摩、回忆一些愉快的经历等。

◎参加康复团体的活动，告诉病友您的感受，这可能对您有益。

◎严格按照医生的处方用药，仅限本人使用。

◎镇痛药物在家中应妥善存放，避免让孩子或其他人误拿。

口服止痛药自我护理要点

◎癌性疼痛是一种慢性过程，需要长期治疗，止痛药物应在专业人员指导下正确服用。

◎如果过去24小时大部分时间内的疼痛强度不超3分（NRS评分），可遵医嘱服用非甾体类抗炎药如布洛芬、吲哚美辛、塞来昔布等止痛。

◎如果过去24小时大部分时间内的疼痛强度在3分以上（NRS评分），应遵医嘱服用阿片类药物进行镇痛治疗。居家期间应同时备有长效和短效止痛药物。通常情况下，长效止痛药［缓释制剂如盐酸羟考酮控释片（奥施康定）］每12小时服用一次，如出现突然发作的疼痛，可使用短效止痛药物（速释制剂如吗啡片）解救。

◎缓释制剂应整片吞服，不要嚼服或掰开服用，以免影响疗效。

◎如果24小时基础疼痛强度NRS评分大于3分，或爆发痛次数大于3次，或止痛药物作用时间缩短，可在医生的指导下增加药物剂量。

◎如某些活动可能会引起突发疼痛，可以在疼痛发作前服药预防。

◎服用阿片类止痛药物期间应遵医嘱按时服用缓泻剂，预防便秘。

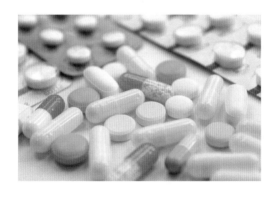

◎初次服药时，您可能感到困乏或嗜睡，不需紧张，通常1周左右就可以自动耐受。

◎初次服药时，部分患者可能出现恶心，甚至呕吐，通常4~7天可自行缓解，期间可遵医嘱应用止吐药物预防。

◎如疾病治疗有效可以停用止痛药时，应在医生的指导下逐渐减药，不要突然停药，以免出现不适。

◎很多人担心使用阿片类药物成瘾，事实上，药物的成瘾性是指为了追求精神上的欣快感而不择手段获取药物的行为。而癌性疼痛患者的用药目的是缓解疼痛，而不是追求精神上的快感，规范使用镇痛药物成瘾率低于万分之四。

◎有人担心止痛药物现在加量以后就不起效了。事实上，阿片类止痛药物没有"天花板效应"，即镇痛作用没有顶限，只要加量，镇痛作用就随之增加。

透皮贴剂使用自我护理要点

◎芬太尼透皮贴剂初次用药后4~6小时起效，12~24小时达稳态血药浓度。

◎贴敷时选择躯体平坦、干燥、体毛少、易于粘贴、不易松脱的部位，如前胸、后背、上臂和大腿内侧。

◎粘贴步骤：清水清洁皮肤；待干；粘贴透皮贴剂；手掌按压30秒，边缘紧贴皮肤。

◎每72小时更换贴剂，更换时应重新选择部位。

◎粘贴局部不可直接接触热源，如热水袋等。

◎持续高热患者药物吸收和代谢加快，一方面需遵医嘱调整用药剂量，避免过量；另一方面考虑缩短贴剂更换间隔，以维持镇痛疗效。

◎芬太尼透皮贴剂禁止剪切使用。

◎用后的贴剂需将粘贴面对折，放回药袋，带回医院由药房回收或按有毒垃圾处理。

出现以下情况请及时就诊

◎新出现的疼痛或疼痛性质发生了变化。

◎现有药物不能有效缓解疼痛。

◎严重的恶心、呕吐。

◎3天未排便或排便困难。

◎深度睡眠不易被唤醒。

◎意识错乱。

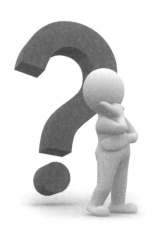

疲乏

知 识 小 档 案

　　疲乏是肿瘤患者常见的症状之一，其发生与疾病本身和抗肿瘤治疗有一定关系，因此也称为癌因性疲乏。这种疲乏很少单独发生，常常和身体其他症状如疼痛、抑郁、贫血、睡眠障碍等同时存在。持续的疲乏让人感到困倦、无力、情绪低落、记忆力下降、做事力不从心，严重影响生活质量。

　　癌因性疲乏可以通过节省能量、合理运动、放松训练、积极治疗相关疾病等措施得到有效缓解。以下措施应在病情允许的前提下使用。

自我评估

🖊 **以下符合我的情况（持续 2 周以上）**

☐ 全身无力或肢体沉重　　　　☐ 不能完成之前的日常活动

☐ 不能集中注意力　　　　　　☐ 短期记忆减退

☐ 情绪低落、易激惹　　　　　☐ 活动困难

☐ 失眠或嗜睡，睡醒后感到精力仍未恢复

☐ 疲乏症状持续数小时不能缓解

🖊 **疲乏持续的时间**

☐ 2 ~ 8周　　　　☐ 2 ~ 6个月　　　　☐ 6 ~ 12个月　　　　☐ 1年以上

🖊 **可能引起或加重疲乏的因素（咨询医护人员）**

①疾病因素

☐ 贫血　　☐ 疼痛　　☐ 营养不良　　☐ 睡眠障碍　　☐ 甲状腺功能减退

☐ 合并症（心、肺、肝、肾疾病等）

②心理精神因素

☐ 焦虑　　　　☐ 抑郁　　　　☐ 情绪低落

③药物副作用

☐ 化疗药　　　☐ 镇静催眠药　　　☐ 止痛药　　　☐ 抗抑郁药

☐ 抗组胺药　　☐ 激素

④生活方式因素

☐ 活动减少　　☐ 嗜烟酒　　☐ 过多使用手机　　☐ 白天睡眠时间多（>2小时）

🖊 **最近1周疲乏的程度，选择相应数字 _____**

```
0    1    2    3    4    5    6    7    8    9    10
|____|____|____|____|____|____|____|____|____|____|
无疲乏                                         最重
```

应对策略

认识疲乏

◎疲乏是一种令人痛苦的、持续的、与癌症和相关治疗有关的主观感受。

◎疲乏是肿瘤患者的常见症状，它不是治疗失败或疾病进展的表现。

◎它不同于一般性疲乏，与日常活动量无关，通常不能通过休息来缓解。

◎疲乏常出现在治疗期间，如手术、放化疗中，有的在治疗结束之后还会长期存在。

◎将疲乏的感受告知医护人员，有助于医护人员找到引起疲乏的原因，提供有针对性的治疗和指导。

◎通过主动、有计划的自我管理，疲乏的程度可以得到缓解。

节省能量

◎记录每天的疲乏感受有助于了解自己的体力变化，从而制订最适宜的活动计划。

◎优先安排重要的事情，减少不必要的活动，尤其在经历中、重度疲乏期间。

◎白天小睡有助于恢复能量，但时间不宜超过1小时，每晚睡眠应保证不少于8小时。

◎利用有限的能量去做重要的事，其他琐事可请他人帮助，如请家属或朋友帮助做家务、做饭、外出购物等。

◎如疲乏影响了工作，可减轻工作强度或休假，也可申请在家中完成工作。

◎学会借助省力的工具，如使用助行器，淋浴后穿浴袍而不使用毛巾擦干身体，将常用物品放置在床头柜上等。

合理运动

◎有氧运动有利于缓解疲劳，但需要连续坚持至少4周。

◎请医生评估有无广泛性骨转移、重度血小板减少、活动性感染或者其他安全问题，除外这些禁忌证后可进行个体化的中等强度运动。

◎中等强度运动，即运动时微微出汗，感觉有些吃力。学会自己数脉搏，及时调整运动的强度和时间。中等强度运动心率一般为最大心率的55%～75%（最大心率=220－年龄）。

◎运动计划应结合自身的年龄、性别、身体状况和所处的疾病阶段制订，原则是从低强度和短时间开始，逐渐增加，循序渐进。

◎当感到体力允许时就可以运动，但不能过度运动，一次选择一项活动即可，保证休息与活动的能量平衡。

◎选择自己喜欢的运动，如快走、慢跑、打太极拳、骑自行车、游泳、跳舞、打乒乓球、瑜伽等（图1-1）。

◎运动频率：每周运动4次以上，每次至少30分钟。

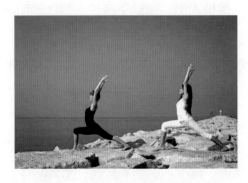

图1-1　选择自己喜欢的运动

其他措施

◎如合并疼痛、抑郁、贫血、睡眠障碍、感染、甲状腺功能减退等引起疲乏的疾病因素，应及时就医，积极治疗相关疾病。

◎如有卧床时间过多、不良嗜好、过度使用电子设备等生活方式因素导致疲乏加重的情况，应及时纠正，养成健康的生活习惯。

◎在治疗期间饮食应富含蛋白质（如肉、鱼、蛋、奶），食物种类均衡，多吃蔬菜、水果。补充足够的水分（每天不少于1500毫升）。

◎因厌食、腹泻、恶心呕吐等原因出现进食减少或体重下降时，应及时就医，接受营养支持咨询和治疗。

◎可尝试放松训练，如静思、祈祷、瑜伽或冥想等。

◎可尝试专注于自己感兴趣的事情，如阅读、听音乐、聊天、手工编织或做园艺等。

◎可尝试在专业人员指导下使用按摩、针灸、艾灸等方法缓解疲乏。

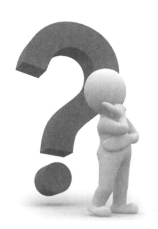

恶心呕吐

知识小档案

恶心是一种主观的感觉，表现为胃部不适、胀满、流涎、有反复吞咽及呕吐冲动，常伴有脸色苍白、出汗、血压下降或心动过缓等。呕吐是一种胃内容物逆流出口腔的反射性动作。

肿瘤本身、抗肿瘤治疗、止痛治疗及并发症等都可能引起恶心呕吐。无论什么原因引起的恶心呕吐都会带来不愉快的感受，严重呕吐可造成代谢紊乱、营养失调，甚至影响抗肿瘤治疗的顺利进行。因此，掌握恶心呕吐的自我管理知识与技能非常重要。

自我评估

✎ 可能引起或加重恶心呕吐的因素（咨询医护人员）

□胃肠道梗阻　　　　　　　□胃肠道功能紊乱

□颅内压增高　　　　　　　□严重便秘

□化疗药物　　　　　　　　□靶向或免疫治疗

□放疗　　　　　　　　　　□手术

□介入治疗　　　　　　　　□止痛药物

□高钙血症　　　　　　　　□低钠血症

□脱水　　　　　　　　　　□焦虑情绪

□年龄小于60岁　　　　　　□有妊娠呕吐史

□以往化疗给药前就发生恶心呕吐　　□极度虚弱

□化疗前一天睡眠时间不足　　□其他

✎ 化疗药物的致吐风险程度（咨询医护人员）

□高度：顺铂、多柔比星或表柔比星+环磷酰胺、卡铂（AUC≥4）、环磷酰胺≥1500 mg/m^2、异环磷酰胺≥2 g/m^2、卡莫司汀>250 mg/m^2、多柔比星>60 mg/m^2、表柔比星>90 mg/m^2

□中度：奥沙利铂、伊立替康、氨磷汀>300 mg/m^2、卡莫司汀≤250 mg/m^2、环磷酰胺≤1500 mg/m^2、异环磷酰胺<2 g/m^2、阿糖胞苷>200 mg/m^2、甲氨蝶呤≥250 mg/m^2、卡铂（AUC<4）、多柔比星≤60 mg/m^2、表柔比星≤90 mg/m^2、柔红霉素

□轻度：氨磷汀≤300 mg/m^2、阿糖胞苷（低剂量）100～200 mg/m^2、多西他赛、多柔比星（脂质体）、依托泊苷、氟尿嘧啶、吉西他滨、伊立替康（脂质体）、甲氨蝶呤50～250 mg/m^2、丝裂霉素、紫杉醇、白蛋白紫杉醇、塞替哌、卡培他滨、托泊替康

✎ 恶心的严重程度

□轻度：食欲降低，不伴饮食习惯改变

□中度：经口进食减少，无明显体重下降，脱水或营养不良

□重度：经口摄入能量和水分不足，需要鼻饲、胃肠外营养或住院

✐ **呕吐的频次**（间隔 5 分钟以内发生的呕吐均计为 1 次）

　□24小时内发作1~2次　　　　　　□24小时内发作3~5次

　□24小时内发作超过5次

✐ **呕吐时伴随的症状**

　□头痛　　□神志恍惚　　□眩晕　　□胸痛　　□腹痛　　□其他

✐ **出现呕吐与进食有无关系**

　□无　　　□有，我吃了＿＿＿＿＿＿＿＿＿

✐ **若为化疗药物所致的恶心呕吐**

（1）化疗后24小时内，恶心呕吐发生情况（请在化疗后第2天填写）

	月　　日
① 化疗后 24 小时内，您是否有呕吐的情况?	□有　　□没有
② 如果您在化疗后 24 小时内出现呕吐，您呕吐了多少次?	⬚ （请在方框中填写数字）
③ 化疗后 24 小时内，您是否有恶心的感觉?	□有　　□没有
④ 如果您感到恶心，请选出最能体现严重程度的数字 0　1　2　3　4　5　6　7　8　9　10 ├─┼─┼─┼─┼─┼─┼─┼─┼─┼─┤ 没有恶心　　　　　　　极度恶心	⬚ （请在方框中填写数字）

（2）化疗结束24小时之后，恶心呕吐发生情况（请在化疗结束4天后填写）

	月　　日
① 化疗结束 24 小时之后，您有没有出现呕吐?	□有　　□没有
② 如果在此期间您有呕吐，您呕吐了多少次?	⬚ （请在方框中填写数字）
③ 化疗结束 24 小时之后有没有出现恶心?	□有　　□没有
④ 如果有恶心的情况，请选出最能体现严重程度的数字 0　1　2　3　4　5　6　7　8　9　10 ├─┼─┼─┼─┼─┼─┼─┼─┼─┼─┤ 没有恶心　　　　　　　极度恶心	⬚ （请在方框中填写数字）

应对策略

通用措施

◎房间应定时开窗通风，保持空气清新、无异味。

◎进清淡饮食，避免甜食、油腻及不易消化的食物（图1-2）。

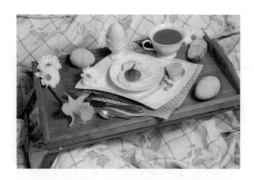

图1-2　进食清淡饮食

◎勿吃过热或过冷的食物，避免气味浓烈的食物。

◎进食速度应缓慢，每餐不宜过饱，每天可吃5～6餐。

◎进餐时不宜同时大量饮水，以免引起腹胀，诱发恶心。

◎进餐后不要大量饮水，不要立即卧床休息。

◎空腹常会加重恶心，即使感觉不饿也应该按时进餐。

◎吃自己喜欢的食物，不要强迫自己吃不想吃的食物。

◎饭后使用淡盐水漱口，保持口腔清洁，减少口腔异味。

◎若无忌口，可以使用姜茶、姜片口含以减轻不适。

◎可以尝试冥想、深呼吸、看书、听音乐等方法缓解不适。

◎当要呕吐时，尝试深而慢的呼吸。

◎呕吐后用清水漱口，保持口腔清洁，减少异味刺激。

个体化措施

◎不同化疗药物的致吐风险不同，化疗期间应遵医嘱使用止吐药物提前预防。

◎化疗引起的延迟性恶心呕吐可能持续到化疗给药后数天，应遵医嘱按时服用止吐药物，止吐药物通常在餐前半小时服用。

◎初次使用阿片类镇痛药物如吗啡、羟考酮等可能引发恶心呕吐，应遵医嘱服用止吐药物预防。

◎若考虑电解质紊乱引起的恶心呕吐，应密切监测电解质变化，如有异常及时纠正。

◎如因颅内转移或头部放疗引起的恶心呕吐，应遵医嘱接受对症治疗。

◎严重便秘和腹胀可能引起恶心呕吐，应遵医嘱服用缓泻剂。

◎卧床患者如合并恶心呕吐，应取侧卧位，头偏向一侧，避免呕吐时发生误吸。

◎如恶心呕吐严重又原因不明，应及时到医院就诊。

◎一些止吐药物可能导致便秘，化疗期间应注意观察排便情况，如出现便秘及时处理（见便秘章节）。

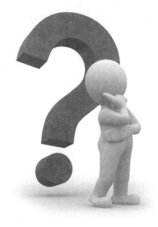

发热

知 识 小 档 案

　　人体体温测量可以经口腔、腋窝或直肠途径，不同部位测得的体温略有不同。人体正常体温（腋温）在36～37 ℃之间，超出37 ℃称为发热。

　　发热是肿瘤患者的常见症状之一，与疾病本身、抗肿瘤治疗、药物副作用、继发感染等多种因素有关。高热不仅给患者带来不适，还可能引发抽搐、意识模糊、脱水等并发症。

　　掌握发热期间的自我护理措施，有助于提高舒适度及预防发热相关的并发症。

自我评估

最近1周的体温

时间	周一	周二	周三	周四	周五	周六	周日
6:00 am							
10:00 am							
2:00 pm							
6:00 pm							

发热伴随的其他症状

□寒战 　　　　　　　　　　□咳嗽、鼻塞、流涕

□头痛、咽痛、胸痛　　　　□呼吸急促

□关节及肌肉酸痛　　　　　□腹痛或腹泻

□皮疹　　　　　　　　　　□肛周疼痛

□尿频、尿痛、烧灼感　　　□乏力

□抽搐、意识障碍　　　　　□其他

疾病治疗阶段

□化疗中　　　　　　　　　□靶向/免疫治疗中

□放疗中　　　　　　　　　□介入治疗中

□术后康复中　　　　　　　□支持治疗中

□其他

可能引起或加重发热的因素（咨询医护人员）

□中性粒细胞减少

□呼吸道感染（感冒、扁桃腺炎、肺炎等）

□皮肤感染（皮肤切口感染、疖肿、甲沟炎等）

□肠道感染（腹痛、腹泻）

□泌尿系感染

□携带管路感染（如中心静脉导管PICC或CVC、尿管、伤口引流管等感染）

□使用干扰素、白介素

□注射疫苗

□服用靶向药物/化疗药物

□使用粒细胞集落刺激因子（如升白细胞药物）

□其他

应对策略

监测体温

◎咨询医护人员，评估可能引起发热的风险因素，预防在先。

◎定时测量体温，监测体温变化，每4小时测1次体温并记录，直至体温恢复正常后3天，同时注意血压、脉搏、呼吸的变化及其他伴随症状。

◎婴幼儿、精神异常者、昏迷者及张口呼吸患者禁止使用口温计测量体温；腋下有伤口和极度消瘦者不宜测量腋温。

◎建议使用无汞体温计，即电子体温计。

◎测量腋温时，如刚刚饮用热水或冰敷局部降温处理，应等待20分钟后测量；如出汗较多，可先擦拭干燥后，再将体温计放于腋窝，屈臂过胸夹5~10分钟，读数。

◎测量肛温时应采用侧卧位或俯卧位，直肠或肛门手术、腹泻等患者禁止使用此种测量方法。

饮食护理

◎多饮水，如无禁忌可多喝富含维生素的新鲜果汁。

◎发热时间较长，进食差，出现乏力、尿少等症状，如无肠道梗阻等禁忌，可经口补充液体、淡盐水或电解质饮料。

◎高热引起食欲减退，不要勉强进食，可少量多餐，进食清淡、易消化食物。

降温措施

◎体温上升期时，可能会有畏寒、寒战等症状，应注意保暖。待症状消失后，应减少衣物以便散热。

◎体温未超过38.5 ℃，可行物理降温，将化学冰袋或从冰箱中取出的自制冰袋用毛巾包好，置于肘窝、腋下、腘窝、腹股沟等部位，以20～30分钟为宜。禁忌放在颈后、胸前、腹部、脚心、耳后、阴囊处。

◎体温超过38.5 ℃应遵医嘱使用退热药物，以防发生惊厥或抽搐。

◎退热出汗较多时应勤换内衣，保持舒适、清洁、干燥。长期卧床及昏迷患者，至少每2小时协助变换体位，以免引起压疮。

◎持续发热可引起口腔黏膜干燥，易滋生细菌，应在每餐后及睡前刷牙，保持口腔清洁。

◎保持室内空气新鲜，定时通风，室温18～22 ℃，湿度以50%～60%为宜。

其他注意事项

◎化疗期间避免去人多聚集的公共场所，防止交叉感染。

◎化疗间歇期需定期监测血常规，如有白细胞及中性粒细胞偏低时，应及时就医。

◎留置中心静脉导管患者，如穿刺点周围有发红或异常分泌物，应及时就医。

◎术后患者的未愈合伤口如果出现红肿、脓性分泌物、引流管内液体浑浊等情况，应及时就医。

◎肝动脉灌注化疗栓塞术后数天体温可升高，通常为低热或中等热，属于治疗后正常反应，如7～10天后体温仍未恢复正常，应及时就医。

◎发热伴有咳嗽、咽痛、流涕等症状时，应佩戴口罩，症状加重应及时就医，鉴别病原体后接受相应药物治疗。

◎伴有尿频、尿急、尿痛等症状时，应考虑尿路感染，及时就医。长期留置导尿管的患者应多喝水、多排尿，以冲洗尿路，预防感染。

◎使用生物制剂如粒细胞集落刺激因子时，发热通常由药物引起，停药后体温可自行恢复正常。

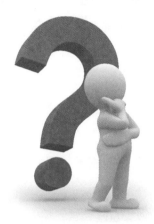

呼吸困难

知 识 小 档 案

　　呼吸困难是一种痛苦的主观感受，表现为喘气费力、胸闷、吸气不足，严重时可出现张口呼吸、鼻翼扇动、端坐呼吸等。在肿瘤患者中多见于上呼吸道、气管、支气管、肺、胸膜、纵隔病变患者，合并胸腔积液、大量腹水及终末期患者。

　　呼吸困难不仅可导致活动能力下降，还会加重患者的焦虑、烦躁、恐惧等心理痛苦。治疗原则是在病因治疗的同时积极控制呼吸困难的程度，提高生活质量。以下措施应在病情允许的前提下进行。

自我评估

🖊 **根据以下叙述判断呼吸困难的程度**

□1级：仅在剧烈活动时有呼吸困难

□2级：快走或上缓坡时感到气促

□3级：由于呼吸困难，在平地上步行比同龄人慢，或者以自己的速度在平地上行走1500米或15分钟时需要停下来休息

□4级：在平地上步行100米或几分钟后需要停下来休息

□5级：因为明显的呼吸困难而不能离开房屋或者当穿脱衣服时有气促

注：来源于Fletcher等开发的医学研究委员会呼吸道症状问卷呼吸困难子量表

🖊 **引起和加重呼吸困难的因素（咨询医护人员）**

□肿物压迫气道堵塞　　　　□胸腔积液

□合并肺部感染　　　　　　□呼吸衰竭

□胸部手术术后恢复期　　　□重度贫血

□其他因素＿＿＿＿＿＿＿＿＿

应对策略

居家环境

◎保持环境安静、清洁、舒适，室内温度18~22 ℃，湿度以50%~60%为宜。

◎定时开窗通风，每日至少2次，每次30分钟，保持空气清新。

◎如合并哮喘，室内湿度不宜过高，避免接触尘螨、刺激性气体及花粉等过敏原，室内不摆花草。

◎日常所需的物品放置在伸手可以取到的地方，减少不必要的走动，行动不便可使用手杖协助日常活动。

日常活动

◎每次进餐量不宜过多，可增加每日进餐次数。

◎不宜穿紧身衣服，或盖过厚的棉被。

◎如果病情允许，可适当增加活动量，如散步、打太极拳、做气功等室外活动等，提高活动耐力。

◎卧床者可将床头抬高或取半坐卧位，有助于缓解呼吸困难。半坐卧位时可使用枕头、靠背架或床档等支撑上身。

◎不良情绪可加重呼吸困难，尽可能放松心态。如果感觉焦虑、紧张，可尝试听音乐、看电视、听他人朗读、冥想放松等方式来舒缓情绪，必要时可遵医嘱使用抗焦虑药物。

◎可使用设置在低档的风扇或手摇风扇，让微风轻轻吹过脸颊，可减轻对呼吸困难的感知，同时有助于空气流通，从而让呼吸变得更加轻松。

呼吸训练与排痰

◎如无禁忌可练习深呼吸：经鼻深吸气直到无法吸入为止，屏气3秒，缩唇（如吹口哨动作），经口缓慢呼出，吐气时完全排空肺内空气。每天锻炼6~8次，每次10分钟。

◎如无禁忌，可使用呼吸训练器协助锻炼肺功能（图1-3）。

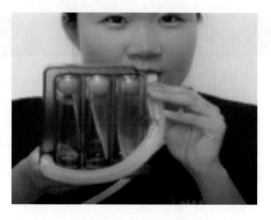

图1-3　呼吸训练器

◎正确有效地咳嗽、咳痰：在排痰前，先轻轻咳嗽几次，使痰松动，再用口深吸一口气，屏气片刻，然后短促用力地咳嗽1~2次，排出痰液。如果胸部有伤口，可用双手轻压伤口两侧，或遵医嘱使用止痛药物后再行咳痰。

◎痰多的患者由家属协助叩背：最好安排在餐后2小时或餐前30分钟完成。患者取坐位或侧卧位，照顾者手指弯曲并拢，呈背隆掌空状，以手腕力量，自下而上、由外向内、由轻到重，有节律地叩击，叩击时发出一种空而深的拍击音则表明手法正确。叩击的力度要适宜，避开衣服拉链和纽扣。每次叩击时间以5~15分钟，每分钟120~180次为宜。叩击部位应有衣物保护，避免直接叩击皮肤引起疼痛或皮肤损伤（图1-4）。

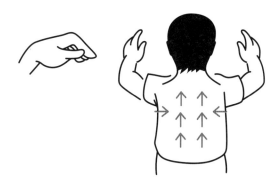

图1-4　叩背排痰的手法及方向

其他措施

◎根据呼吸困难的原因遵医嘱吸氧，应掌握正确的氧流量，正确使用氧气湿化装置，每日更换鼻导管。

◎如因重度贫血引起呼吸困难，应遵医嘱用药纠正贫血。

◎因胸腔积液引起呼吸困难者，如携带引流管，应妥善固定管路，避免折曲，保持管路通畅。如穿刺处有渗液、异常分泌物、敷料卷边、粘贴不牢等情况，应及时到医院更换贴膜，以免管路脱出。

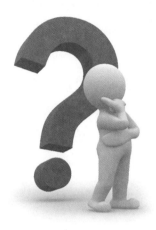

便
秘

知 识 小 档 案

　　便秘是一组与排便有关的不适症状，表现为排便次数减少、排便困难、粪便干结，可伴有腹痛、腹胀。

　　便秘可引发恶心、厌食、疲乏、排便疼痛、痔疮、肛裂、粪便嵌塞等一系列症状，影响生活质量。对于晚期肿瘤患者，严重便秘可能诱发恶性肠梗阻，不仅增加身心痛苦，还可能延误抗肿瘤治疗的顺利进行。因此，早期预防和正确处理非常重要。

　　主动采取预防措施，重建一种利于排便的生活方式，不是一杯水、一次饮食结构改变就可以完成的，而是需要一段时间的坚持才能成功。以下所有措施均应在病情允许的前提下采用。

自我评估

✎ 以下符合我的情况

☐排便费力　　　　　　　　　☐粪便干结

☐排便不尽感　　　　　　　　☐排便费时

☐需手法辅助排便　　　　　　☐其他

✎ 便秘发生时间

☐6个月及以上　　☐3～6个月　　☐1～3个月　　☐1个月以下

✎ 可能引起或加重便秘的因素（咨询医护人员）

①生活方式因素

☐长期卧床　　　　　　　　　☐活动减少

☐进食粗粮少　　　　　　　　☐进食蔬菜和水果少

☐饮水少　　　　　　　　　　☐对环境改变不适应

☐不习惯便椅或便盆　　　　　☐排便时间没有规律

☐经常抑制便意，排便不及时

②疾病因素

☐脊髓压迫　　　　　　　　　☐大量腹水

☐高热脱水　　　　　　　　　☐低钾血症

☐高钙血症　　　　　　　　　☐糖尿病

☐脑血管意外　　　　　　　　☐痔疮

☐颅内肿瘤　　　　　　　　　☐结直肠肿瘤

☐盆腔肿瘤　　　　　　　　　☐肠道手术史

③药物因素

☐止吐药，如阿瑞匹坦、格拉司琼　　☐化疗药，如长春碱类

☐止痛药，如吗啡、羟考酮等　　　　☐解痉药，如阿托品、山莨菪碱

☐钙通道阻滞剂，如硝苯地平　　　　☐铁剂，如琥珀酸亚铁

☐抗惊厥药，如加巴喷丁　　　　　　☐抗抑郁药，如阿米替林

☐抗酸药，如奥美拉唑　　　　　　　☐利尿剂

✎ 便秘的程度

①最近1周的排便次数

时间	周一	周二	周三	周四	周五	周六	周日
排便次数							

②最近一次的粪便性状（勾出与下图中最相符的）

1 型	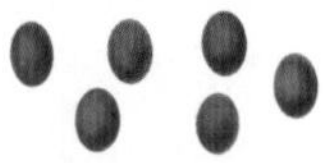	一个个的干硬块，呈球形
2 型	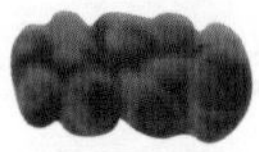	似腊肠，但上面满是团块
3 型	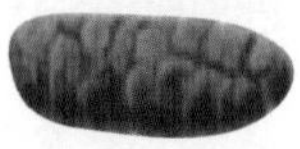	似腊肠或蛇形，但表面有裂痕
4 型	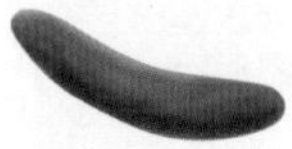	似香肠，光滑，柔软
5 型	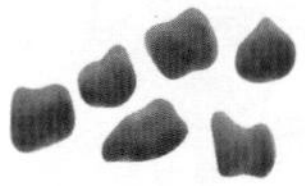	松软的小团块，边界清晰（容易排出）
6 型	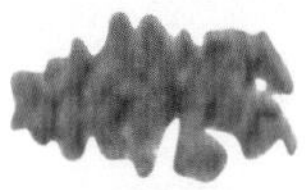	糊状，边缘不整齐，粥样便
7 型	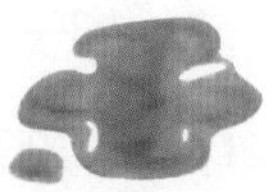	水样便，无固体成分

✎ 伴随的相关症状

□腹痛　　□腹胀　　□肛门下坠感　　□恶心　　□食欲减退　　□其他＿＿＿＿＿

应对策略

通用措施

◎每日按时如厕，晨起或餐后2小时为宜。以下方法可帮助建立规律排便习惯：晨起先空腹饮一杯清水或果汁，在房间里正常走动约10分钟，注意力集中，一边走动一边以肚脐为圆心画大圆，用手掌顺时针以一定节奏轻拍腹部，帮助建立排便规律。

◎卧床患者可由家人协助建立排便习惯，每天固定时间，行腹部按摩，刺激肠蠕动。按摩时双手涂上按摩霜或者护肤乳，以肚脐为圆心画大圆顺时针按摩或轻拍，每次5～10分钟，稍加用力，以不引起疼痛为宜。注意腹部肿瘤患者慎用。

◎其他任何时间如有便意，尽可能及时如厕，不要抑制或拖延排便。

◎如厕排便时集中注意力，不可看手机或报纸，减少外界因素的干扰。

◎多喝水有助于软化粪便，每日液体入量不应少于2000毫升，饮食中的粥、汤也可以计算在内。

◎每餐有粗粮，如全麦面包、玉米、小米、高粱、燕麦、薯类等。如进食困难，可以将小米加红薯熬粥，每餐都要吃一点儿。

◎每餐有富含纤维素的新鲜蔬菜，如芹菜、竹笋、菠菜、菜花等。

◎多吃一点儿水果，如火龙果、香蕉、苹果、梨、橙子等，注意香蕉要熟透一些，效果才能更好。

◎每日晨起可喝一杯蜂蜜水，睡前空腹可服用益生菌酸奶。

◎少吃葱、蒜、辣椒等刺激性食物。

◎选择适合自己的运动方式，坚持运动不仅可以促进肠蠕动，还可以使心情愉悦。

个体化措施

◎如果规律服用阿片类止痛药如羟考酮、吗啡等，应遵医嘱按时服用缓泻剂。

◎进食差、高热、严重呕吐、腹泻、引流腹水等可能导致水和电解质紊乱，出现皮肤干燥、弹性差、眼窝凹陷、困倦、恶心、尿液浓缩色深、尿量少等症状，如无禁忌，可经口补充液体和电解质饮料［成分中含钠和（或）钾离子］。

◎定期监测血电解质，如有异常如低钾、高钙等，均可引起或加重便秘，应遵医嘱及时纠正。

◎为卧床患者提供隐秘的排便环境和合适的便器，如患者能坐起，可选择中间挖空的排便座椅。

◎伴有痔疮、肛裂、盆底病变的患者因排便导致疼痛而抑制排便，更容易出现便秘，因此采用通用措施预防尤为重要。

◎有痔疮、肛裂、盆底病变的患者一旦发生便秘，可用植物油润滑肛周，严重者排便前可局部涂抹利多卡因预防疼痛。便后温水坐浴，局部涂抹治疗痔疮的软膏。

◎因为大量腹水、卧床时间长等原因导致肠蠕动减慢，可尝试空腹服用橄榄油，每次20～40毫升，服用后适当走动为宜。

正确服用缓泻剂

◎缓泻剂的使用需根据疾病情况和药物特性合理选择和使用，缓泻剂的分类和特性见表1-1。

◎口服缓泻剂通常应在饭前或睡前空腹服用，特殊药物按说明书服用。由于每个人对口服缓泻剂的反应不同，服用剂量通常应以保证每1～2天排出一次成形软便为宜。

◎家中可备几支开塞露或甘油灌肠剂，当出现急性粪便嵌塞，干结的粪便在肛门附近排出困难时，可用开塞露处理。方法：取左侧卧位，请家人协助先挤出1～2毫升甘油润滑前端，再挤入肛门，屏住坚持3～5分钟再排便。

◎需要注意：开塞露仅用于解除急性粪便嵌塞，不用于常规预防和处理便秘。化疗后骨髓抑制的患者慎用开塞露或甘油灌肠剂，以免引起局部感染或出血。

◎如果继发粪便嵌塞或肠梗阻，禁止使用刺激性缓泻剂。

以下情况需要立即就诊

◎自我评估有无引起便秘的风险因素，如存在风险因素且超过3日未排便，伴腹胀、腹痛，应及时就医，检查是否出现粪便嵌塞或肠梗阻。

◎如出现腹痛加剧、部位固定、持续不缓解，伴头晕、大汗、血压下降等症状，警惕肠梗阻穿孔，应及时就医。

◎如出现便中带血或有脓性黏液，应及时就医。

表 1-1　常用缓泻剂的分类及使用注意事项

分类	代表药物	使用注意事项
容积性泻剂（膨胀性泻剂）	麦麸、植物性或半合成纤维素、欧车前子、聚卡波非钙等	主要适用于轻度便秘及食物中缺乏纤维素者； 服药时应补充足够液体； 不适用于身体状况差、吞咽困难、严重便秘者
渗透性泻剂	盐类泻剂如硫酸镁，不被吸收的糖类如乳果糖、聚乙二醇等	盐类泻剂起效快，适用于急性便秘者，应注意肾损害或心力衰竭者慎用； 乳果糖等不被吸收的糖类可产生温和的缓泻作用，适用于慢性便秘者； 聚乙二醇口服后不被肠道吸收、代谢，不良反应较少
刺激性泻剂	比沙可啶、番泻叶、大黄、芦荟、蓖麻油等	起效快，适用于急性便秘者； 短期按需服用安全有效； 长期大量服用可损伤肠壁神经丛细胞，反而可能加重便秘
润滑性泻剂	甘油、植物油、中药火麻仁等	安全温和，适用于慢性便秘者； 矿物油可影响脂溶性维生素的吸收，且组织吸收可致肉芽肿，不建议服用

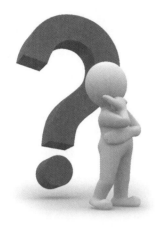

腹泻

腹泻是一组与排便有关的不适症状，表现为排便次数较平日增加3次及以上、粪便稀薄不成形。多见于肠道肿瘤手术后、化疗、盆腹腔放疗、骨髓抑制、肠内营养、长期使用抗生素等患者。严重腹泻可丢失大量水分、电解质，从而出现脱水、电解质失调，导致抗肿瘤治疗延迟，还可能继发感染，甚至危及生命。因此，对肿瘤相关腹泻应早发现、早治疗。以下自我护理措施均应在病情允许的前提下采用。

自我评估

✍ 以往的排便习惯

□正常　　　　　　　　□便秘：粪便干燥、排便困难

□腹泻：排便次数多、粪便不成形

✍ 当前的排便性状及特点

□糊状便　　　　　　　□稀水便　　　　　　　□便中带血

□伴腹痛　　　　　　　□其他

✍ 当前腹泻的程度

□1级：较平日排便次数增加少于4次；造口排出物轻度增加。

□2级：较平日排便次数增加4～6次；造口排出物中度增加；日常活动受限。

□3级：较平日排便次数增加7次及以上；需要住院治疗；造口排出物重度增加。

□4级：危及生命；需要紧急治疗。

✍ 腹泻发生时间

□1天　　　　□2～3天　　　　□4～7天　　　　□7天以上

✍ 可能引起或加重腹泻的原因（咨询医护人员）

□胃肠道肿瘤：一些疾病本身可能导致腹泻

□神经内分泌肿瘤：包括肿瘤分泌的激素及治疗药物导致腹泻

□肠道手术：如直肠癌术后

□腹部、盆腔或腰部放疗

□化疗：如使用喜树碱类药物（伊立替康、托泊替康）引起的延迟性腹泻，使用氟尿嘧啶化疗引起的黏膜炎，或重度骨髓抑制继发肠道感染

□使用免疫药物或靶向药物

□大量使用抗生素

□乳糖不耐受

□肠道感染

□口服或者泵入肠内营养液

□其他

应对策略

预防措施

◎化疗期间避免进食生、冷、辛辣及其他刺激性食物。

◎化疗期间定期查血常规，如中性粒细胞减少，应特别注意饮食卫生，预防肠道感染。

◎如使用伊立替康、托泊替康等化疗药物，化疗周期内均不宜食用猕猴桃、毛桃等水果，以免诱发药物相关性腹泻。

◎抗生素应严格按照医生处方服用，以免引起菌群失调导致的腹泻。

◎初次使用肠内营养素者，应逐渐加量、循序渐进，同时保持营养液合适的温度和浓度，以免诱发腹泻。

◎乳糖不耐受者，避免饮用牛奶及其他乳制品。

腹泻期间的自我护理措施

◎轻、中度（1级、2级）腹泻者：仍可进食，食物应软烂、少渣、易消化；避免进食高纤维食物如全麦面包、生菜、豆类、坚果、玉米等；避免刺激性食物，如辣椒、蒜、浓茶、咖啡等；避免油腻、甜食及奶制品，如油炸食品、蛋糕、牛奶等；避免进食生、冷食物。

◎重度（3级、4级）腹泻者：应暂停进食，及时就诊，遵医嘱服用止泻药物治疗，监测电解质变化，必要时可经静脉补充营养和水分。

◎腹泻期间应多饮水，及时补充丢失的水分和电解质。居家期间可自行购买口服补液盐，按说明书服用。

◎腹泻期间，注意监测体温，如体温高于37.5 ℃，应及时就医。

◎重度腹泻停止后应逐渐恢复饮食，从流食、半流食到普通饮食。重度腹泻丢失乳糖酶较多，恢复早期不宜喝牛奶，以免引起腹胀、腹泻。

◎每次排便后用温水清洗肛门，并用软纸吸干，预防肛周感染。

腹泻用药小常识

◎黏膜保护剂：常用药物有蒙脱石散（思密达），用温水溶解后摇匀服用。

◎调节肠道菌群类：常用药物有整肠生、培菲康，应于饭前30分钟空腹服用或者饭后60分钟服用；温水送服；不要和抗生素同服；培菲康应放入2~8℃冰箱内贮存。

◎洛哌丁胺（易蒙停）：空腹或者饭前30分钟服用；首次服用4 mg（2片），以后每2小时一次，每次2 mg（1片），腹泻停止后再服用12小时，连续用药不可超过48小时；长期使用易蒙停可能诱发肠梗阻，用药期间如果出现腹胀、腹痛、排气排便停止，应立即就诊。

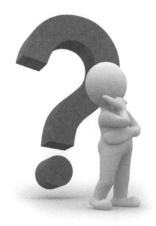

皮疹

知识小档案

　　皮疹是肿瘤患者常见的治疗并发症之一，多见于接受化疗药物、靶向药物及免疫治疗药物的患者。药物可能损伤皮肤的角质细胞，引起皮肤改变，常见药物有吉西他滨、吉非替尼、厄洛替尼、拉帕替尼、西妥昔单抗、纳武尤利单抗、帕博利珠单抗、信迪利单抗、特瑞普利单抗等。皮疹也可能由药物过敏引起，一些药物的过敏反应也可表现为突然出现的皮肤瘙痒，荨麻疹，皮肤干燥、发红或者皮肤完整性受损。皮疹给患者带来身体、心理及精神上的不适感，影响患者生活质量。掌握自我管理技巧有助于缓解症状，提高舒适度。

自我评估

✎ **皮疹的发生原因（咨询医护人员）**

☐ 化疗药物＿＿＿＿＿＿＿＿＿＿＿

☐ 靶向治疗＿＿＿＿＿＿＿＿＿＿

☐ 免疫治疗＿＿＿＿＿＿＿＿＿＿

☐ 药物过敏＿＿＿＿＿＿＿＿＿＿

☐ 其他＿＿＿＿＿＿＿＿＿＿＿＿

✎ **皮疹的部位**

☐ 头皮　　　☐ 面部　　　☐ 颈部　　　☐ 躯干　　　☐ 臀部

☐ 上肢　　　☐ 下肢　　　☐ 其他

✎ **皮疹的主要表现（常见临床表现见图1-5）**

☐ 红斑　　　☐ 丘疹　　　☐ 水疱　　　☐ 脓疱　　　☐ 渗液

☐ 破溃　　　☐ 瘙痒　　　☐ 局部感染　　☐ 皮肤干燥　☐ 其他

✎ **对生活质量的影响**

影响睡眠的程度

0　1　2　3　4　5　6　7　8　9　10
无影响　　　　　　　　　　　　　　严重影响

影响日常活动的程度

0　1　2　3　4　5　6　7　8　9　10
无影响　　　　　　　　　　　　　　严重影响

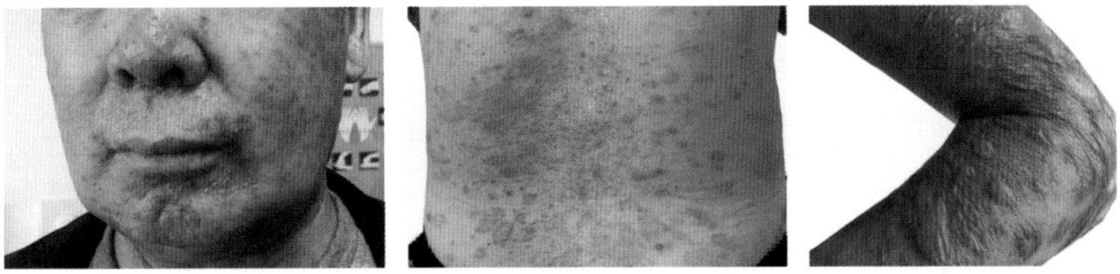

图1-5　皮疹的常见临床表现

应对策略

通用措施

◎应每日沐浴，保持皮肤清洁，水温不要过热，避免长时间热水泡浴。

◎浴后用柔软毛巾轻轻擦干皮肤，并涂抹温和的润肤乳，使用不含乙醇和香料的洗护用品，保持皮肤湿润，避免干燥。

◎使用剃须刀应谨慎，避免损伤局部皮肤。

◎避免日光直晒，外出涂防晒霜，穿长衣裤，戴宽沿帽子。

◎穿宽松、柔软、棉质的衣服，减少摩擦，并勤换衣被。

◎房间温凉适宜，避免温度过高。

◎勿抓挠皮肤，可局部使用温凉毛巾外敷以缓解痒感。

◎饮食禁忌辛辣、刺激性食物。

◎严重皮疹引起剥脱性皮炎，应进行保护性隔离，住单人房间，保持空气流通和床面清洁，勤换衣物和床单，避免继发感染。

◎皮疹部位避免使用消毒剂。

◎药物过敏反应引发的皮疹建议遵医嘱使用抗过敏药物。

◎当皮疹面积超过体表30%，伴或不伴有破溃、瘙痒、压痛等时，应及时就诊，遵医嘱进行治疗。

◎应早期识别靶向药物及免疫治疗相关性皮疹，及时告知医护人员，遵医嘱根据程度进行相应处理，或调整药物剂量。相关知识和自我护理要点如下：

靶向药物（表皮生长因子受体抑制剂）相关皮疹的护理

◎靶向药物引起的皮疹多为痤疮样皮疹，可伴炎性丘疹和脓疱，浆液性或出血性结痂。多发生于在皮脂腺丰富的部位，如面部、头皮、上胸部和背部，也可出现于臀部和四肢。

◎通常在用药后1周出现，4~6周达高峰，6~8周缓解。

◎用药期间出现皮疹应及时就医，请医生评估皮疹严重程度后进行相应处理。

◎轻度皮疹可使用不含乙醇及香料的保湿润肤剂外涂；可使用中草药如金银花水湿敷缓解不适；伴有瘙痒可局部涂抹止痒软膏或口服抗过敏药物。

◎中度皮疹局部处理同轻度，可根据医生建议使用抗生素类、激素类或其他治疗皮炎的软膏。

◎重度皮疹局部处理同轻中度，可遵医嘱使用抗生素及局部涂抹药物，并根据医生建议调整靶向药物剂量。

◎如继发感染，应到皮肤科就诊进行局部细菌、真菌及病毒培养，根据检验结果遵医嘱用药。

免疫治疗相关皮疹的护理

◎免疫治疗相关皮肤毒性反应一般发生在用药后2～3周，主要表现为斑丘疹伴或不伴瘙痒，严重时出现大疱性皮炎，大部分属于轻中度，少部分患者可出现Stevens-Johnson综合征（SJS）、中毒性表皮坏死松解症（TEN）等，危及生命。

◎日常生活护理措施同通用措施。

◎轻度皮疹：根据医生建议局部使用激素类软膏，伴有瘙痒时可口服止痒药物，无需停用免疫治疗药物。

◎中度皮疹：根据医生建议局部使用激素类软膏、含尿素软膏或口服药物，伴有瘙痒时可局部使用或口服止痒药物。遵医嘱调整免疫治疗用药。根据医生建议确定是否需要皮肤科会诊。

◎重度皮疹：应停止免疫治疗用药。根据医生建议局部涂抹强效激素类软膏，口服强效激素类药物，加强抗过敏治疗，皮肤科会诊。

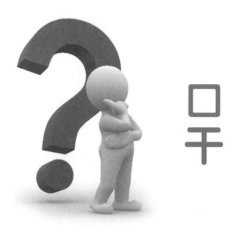

口干

知 识 小 档 案

　　口干是指因唾液分泌减少或成分变化引起的口腔干燥的一种主观感受，多见于接受头颈部放疗、全身化疗及合并口腔黏膜炎等肿瘤患者。口干的发生与疾病本身、放化疗、药物副作用等多种因素有关。一旦发生，不仅给患者带来不适，影响说话、咀嚼、吞咽以及佩戴义齿（假牙）等功能，还可能继发口腔其他并发症，如猖獗龋、真菌感染、味觉改变、口臭及灼口综合征等。因此，治疗期间掌握正确的预防和自我护理措施非常重要。

自我评估

📝 根据以下叙述判断口干程度

□口干或唾液黏稠，无明显食欲改变

□明显口干，伴进食水改变，需要大量饮水或使用其他口腔润滑物，仅能进菜泥、果酱和（或）软湿的食物

□因为口干，不能经口获得足够营养，需要留置鼻胃管或经静脉输注营养液

📝 可能引起或加重口干的因素（咨询医护人员）

□头颈部放疗　　　　　　　　　　　□头颈部手术

□疾病终末期　　　　　　　　　　　□^{131}碘治疗后

□全身放射治疗后　　　　　　　　　□化疗药

□靶向或免疫治疗药物　　　　　　　□质子泵抑制剂

□抗胆碱能药（如阿托品、东莨菪碱等）　□利尿剂

□阿片类镇痛药（如吗啡、羟考酮等）　□肾衰竭

□糖尿病、甲状腺疾病、舍格伦综合征（干燥综合征）

□恶心、呕吐、腹泻等原因造成液体摄入不足或脱水

□其他：吸烟、饮酒、张口呼吸、口腔卫生差

📝 伴随症状

□说话困难　　　　　　□吞咽障碍　　　　　　□味觉改变

□口腔继发感染症状：黏膜充血、水肿、白色斑片；或黏膜及口角软组织肿胀，多个疱疹样水疱，疼痛剧烈；或黏膜糜烂、溃疡，伴假膜等

应对策略

◎在医护人员的指导下评估引起口干的原因及相关因素。

◎由糖尿病、甲状腺疾病、舍格伦综合征等疾病因素引起的口干，在缓解症状的同时应积极治疗原发病。

◎由吸烟、饮酒等生活方式因素引起或加重的口干，应纠正不良生活方式。

◎治疗期间戒烟、戒酒，避免饮用含乙醇或咖啡因的饮料。

◎饮食以清淡为宜，选择柔软、潮湿、易吞咽的食物，或使用料理机搅碎食物，使其更容易吞咽。

◎保证充足的水分摄入，可少量多次饮用。

◎多吃新鲜水果和蔬菜，不宜进食过咸、辛辣刺激性、油炸及粗糙食物。

◎每日餐后及睡前使用软毛牙刷刷牙，保持口腔清洁。

◎可使用唇膏保持口唇湿润。

◎如果唾液黏稠，应至少每2小时用生理盐水或1%～4%的小苏打水漱口一次。

◎可小口饮冰水缓解口干，应注意使用奥沙利铂化疗的患者禁止饮用冰水。

◎可咀嚼无糖口香糖或无糖的糖果，如山梨醇、木糖醇等改善症状。

◎可使用漱口水、漱口凝胶、口腔湿润喷雾剂或人工唾液等缓解口干不适。

◎室内保持适宜的湿度（相对湿度50%～60%），可使用空气加湿器。

◎尽量减少义齿佩戴，睡前清洁义齿，浸泡在清水或义齿专用溶液中。

◎如口干严重影响进食，可咨询营养师考虑给予专业营养支持。

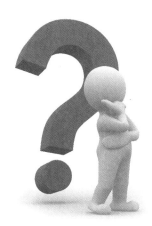

味觉障碍

知 识 小 档 案

　　味觉障碍又称味觉改变，表现为舌的味觉下降、味觉丧失、食物变味、口腔内持续异味等，是一种不愉快的感觉。头颈部放疗及一些化疗药物可使人的味蕾受损，从而出现味觉改变，是放疗和化疗患者较为常见的治疗相关不良反应。

　　味觉改变减低患者进食的愉悦感与满足感，出现食欲下降甚至厌食，长时间容易导致营养不良，影响生活质量。了解相关知识和自我管理技巧有助于预防并发症，缓解症状，提高舒适度。

自我评估

✎ 以下符合我的情况

□食物的味道与以前不同　　　　□有些食物尝不出味道

□每种食物的味道都一样　　　　□嘴里有苦味、金属或化学物质的味道

□其他

✎ 味觉改变的时间

□近3天　　　□1周　　　□2周　　　□3周　　　□4周及以上

✎ 可能引起或加重味觉异常的因素（咨询医护人员）

□口腔溃疡　　　　　　　　　　□牙齿或牙周疾病

□嗅觉损伤　　　　　　　　　　□阿片类止痛药（如吗啡、羟考酮）

□微量元素或维生素缺乏（如锌、维生素A和烟酸缺乏）

□抗生素（哌拉西林、阿奇霉素等）　　□化疗药物

□恶心呕吐　　　　　　　　　　□头颈部放疗

□口干　　　　　　　　　　　　□其他

应对策略

◎放、化疗期间应戒烟、戒酒。

◎多吃新鲜蔬菜和水果，多饮水。

◎尽量不在化疗和放疗前1小时及治疗后2小时内进食。

◎保持口腔清洁湿润，进餐前用生理盐水或小苏打溶液漱口，可保持口腔湿润。

◎如果食欲下降，可以吃一些鲜香的食物或在食物中增加调味品和香料，例如盐、桂皮、生姜等。

◎微凉的食物可能改善味觉，需要注意的是正在接受奥沙利铂化疗的患者切勿进食冷的食物。

◎如果口干，进食时也会出现味觉改变，可在食物中添加肉汁、汤汁以增加食物

的湿度，也可以将猪肉、鸡肉、鱼肉浸于汤汁中改善食物的味道。

◎如果没有口腔溃疡或咽喉痛，可尝试酸味的食物和饮料，如吃橙子或山楂，用柠檬或醋烹调食物，也可嚼食无糖口香糖或含化硬糖，掩盖口中的苦味和金属味，并刺激唾液分泌。

◎如果进食无味，可在食物中增加一些盐、糖、香料等调味品；选择味道浓郁的食物，如香菇、洋葱等。

◎如果对苦味敏感，避免进食有苦味的食物，如苦瓜、苦菊、荠菜。服药时可以用胶囊或糯米纸包裹以减少因苦味引起的呕吐。

◎如果对甜、酸的味觉敏感度下降，可用柠檬来加强甜酸味道，或在食物中加入糖或甜味剂，也可尝试添加调料酱，如番茄酱、沙拉酱、海鲜酱等，以增加食物的味道，改善食欲。可尝试与以往不同的食物，尝试的过程中可能会发现味觉感受有所改善。

◎如果在进食时感觉食物中有金属味，应避免使用金属锅和金属餐具，可以用玻璃锅或搪瓷锅代替金属器皿烹饪食物。若口腔内有金属味，可以尝试喝柠檬水或吃微酸的糖果缓解。

◎如果对咸味敏感，烹饪食物时采用水煮的方式使其更清淡，少放盐或不放盐，避免腥味重的食物，尽量使用鲜汁。

◎营造舒适的进餐氛围：食物的香味、环境的清香可刺激嗅觉；进餐时播放喜欢的轻松音乐可增加听觉享受；使用精致的餐具，优雅的进餐环境及食物的变化可刺激视觉。

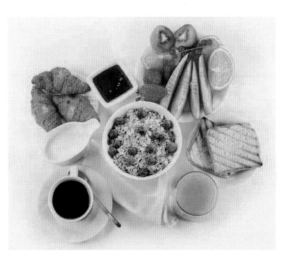

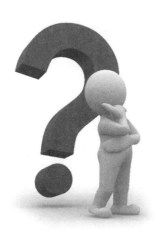

口腔黏膜炎

知 识 小 档 案

　　口腔黏膜炎是指由于化疗或放疗影响了口腔黏膜上皮细胞的正常代谢和更新而引起的炎性反应，可表现为口腔黏膜变红、肿胀、淡黄色或白色假膜、黏膜出血等，如出现创面则称为溃疡。

　　口腔黏膜炎可引起疼痛、口干、出血等不适，影响说话、进食及日常生活，降低生活质量。严重者可能出现营养不良，甚至继发细菌、病毒或真菌感染。掌握口腔黏膜炎的相关知识，积极采取正确的预防及护理措施，可减少口腔黏膜炎的发生、减轻严重程度、促进恢复。

自我评估

✎ **口腔黏膜炎的程度（常见临床表现见图1-6）**

　　□Ⅰ级：口腔黏膜出现红斑，伴有疼痛，但不影响进食

　　□Ⅱ级：口腔黏膜出现红斑、溃疡、疼痛，但可进固体食物

　　□Ⅲ级：口腔黏膜出现严重红斑和溃疡，疼痛明显，只能进流食

　　□Ⅳ级：溃疡融合成片，有坏死、出血，无法进食

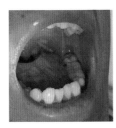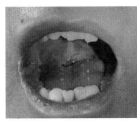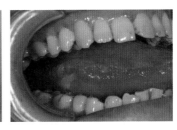

图1-6　口腔黏膜炎的常见临床表现

✎ **可能引起或加重口腔黏膜炎的因素（咨询医护人员）**

①治疗因素

□头颈部放疗　　　　　　　　　□大剂量化疗

□造血干细胞移植　　　　　　　□使用靶向药物、双膦酸盐制剂

□留置鼻胃管

②疾病因素

□口腔疾患（如龋病、牙周病等）　　□唾液分泌不足

□重度骨髓抑制　　　　　　　　□疾病终末期

□合并糖尿病或免疫缺陷疾病

③自身因素

□女性　　　　　　　　　　　　□≥60岁

□吸烟　　　　　　　　　　　　□饮酒

□口腔卫生不良　　　　　　　　□佩戴义齿（假牙）

□营养状况差　　　　　　　　　□脱水

✎ **伴随症状**

☐ 疼痛　　　　　　　　　　　☐ 口干

☐ 进食困难　　　　　　　　　☐ 口腔出血

☐ 发热或感染

应对策略

预防措施

◎应在进食后、睡前使用软毛牙刷刷牙，宜使用含氟牙膏，至少2次/日，并至少每个月更换1次牙刷。

◎应使用不含乙醇的溶液漱口，如生理盐水、碳酸氢钠溶液或二者的混合液，2～4次/日。

◎治疗期间应戒烟、戒酒。

◎应避免进食易损伤口腔黏膜的食品，包括尖锐、粗糙、辛辣、过咸、过酸、过热等刺激性食品。

◎如果佩戴的义齿不合适，应及时到口腔科调整。放化疗期间尽量减少义齿佩戴，睡前清洁义齿，将其浸泡在清水或者家用义齿专用溶液中。

◎保持口唇湿润，可以使用润唇膏，但不宜长期使用。

◎每天至少检查口腔一次，站在镜子前，用手电筒辅助照明。检查顺序：上唇内侧–下唇内侧–左侧颊部–右侧颊部–软腭和咽部–舌面–舌体左侧缘–舌体右侧缘–舌下及口底（图1–7）。如发现口腔黏膜出现红斑、糜烂、溃疡等表现，应及时就诊。

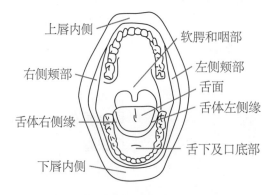

图1–7　口腔检查部位示意图

自我护理措施

◎发生口腔黏膜炎后宜增加漱口频次，可增加至每1~2小时一次。

◎应戒烟、戒酒。

◎应在进食后和睡前使用软毛牙刷全面清洁口腔，2~4次/日，牙刷用后用清水冲洗，刷头向上放置储存。

◎应避免进食易损伤或刺激口腔黏膜的食物。

◎应根据口腔黏膜炎影响进食的情况调整食物的黏稠度、软硬度及摄入方法。

◎应尽量少佩戴义齿，直至口腔黏膜炎愈合。

◎应遵医嘱使用保护口腔黏膜及促进口腔黏膜修复的药物。

◎对口腔黏膜炎引起张口困难的患者，可使用口腔清洁专用海绵棒清洁口腔（图1-8）。

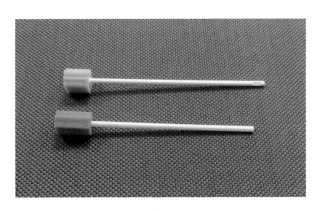

图1-8 口腔清洁专用海绵棒

◎对口腔黏膜炎引起疼痛的患者，宜在进食前遵医嘱使用2%利多卡因溶液或其他含有镇痛成分的溶液漱口。

◎对口腔黏膜炎引起口腔干燥的患者，宜多饮水，建议小口多次饮用；可咀嚼无糖口香糖或刺激唾液分泌的新鲜水果如菠萝；可使用生理盐水和（或）碳酸氢钠溶液喷雾；可使用保持口腔湿润的漱口液、唾液替代品、黏性溶液等。

◎对口腔黏膜炎引起口腔少量出血的患者，可使用冰水浸湿的纱布或棉签按压出血部位，另外用冰水漱口对止血也有帮助。使用奥沙利铂化疗的患者应避免接触冰水。

◎如出现以下情况请及时就诊：疼痛严重、口腔出血不止（血小板低于$20×10^9$/L）、吞咽困难、发热在38 ℃以上、可疑口腔黏膜和组织损伤继发感染等。

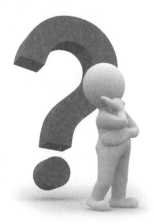

吞咽障碍

知 识 小 档 案

　　吞咽障碍是指由于与吞咽相关的口腔、咽喉、食管等器官的结构和（或）功能受损，导致经口摄取食物时不能安全有效地输送到胃内。常见于头颈部肿瘤、头颈部放疗及头颈部手术后患者。

　　吞咽障碍可表现为进食费力、进食时间明显延长、咀嚼困难或疼痛，还可能在进食过程中误吸而引起呛咳或窒息，危及生命。此外，吞咽障碍还会带来营养、心理、社交等各方面问题，极大地降低生活质量。掌握正确的自我护理措施有助于减轻症状、预防并发症。

自我评估

🖊 **以下描述符合我的情况**

☐ 吞咽食物或喝水时呛咳（尤其在喝水时呛咳明显）

☐ 吞咽后嗓音改变（如变得沙哑、低沉）或者频繁清嗓

☐ 无法张开口

☐ 自觉咽不下食物或水

☐ 吞咽时疼痛

☐ 食物黏着在口腔或咽喉难以下咽

☐ 口腔内食物无法形成团块

☐ 进食时食物从口中溢出

☐ 进食时间明显延长

☐ 进食后反流呕吐

☐ 反复不明原因的发热或肺炎

提示：当出现以上症状时，应考虑是否存在吞咽障碍，尤其是合并下列危险因素时，需要及时到医院就诊。

🖊 **引起或加重吞咽障碍的危险因素**

☐ 头颈部肿瘤，包括口腔、咽喉、食管肿瘤等

☐ 头颈部外科手术后、气管切开术后

☐ 头颈部放疗过程中及放疗后

☐ 中枢神经系统问题，如脑卒中、脑外伤后等

☐ 认知障碍，不能正常感知食物的温度、性状等

☐ 极度虚弱

☐ 呼吸功能紊乱，如呼吸频率明显加快、呼吸困难等

☐ 高龄，超过65岁，年龄越大越容易发生吞咽障碍

应对策略

◎吞咽障碍需要长期居家康复，主要护理目标在于保证进食安全，预防误吸，加强吞咽锻炼，促进功能恢复，同时防止营养摄入不足引起并发症。

◎进行吞咽障碍的居家康复前，应请专业人员首先评估吞咽障碍的严重程度，决定是否需要同时进行物理治疗、加强肌肉的力量及协调性以及对吞咽相关感受的敏感度。常见的物理治疗包括口腔感觉及运动训练技术、表面肌电生物反馈训练、导管球囊扩张技术、针灸治疗等。对于经康复治疗无效或者代偿无效的严重吞咽障碍患者，可考虑外科手术治疗。

◎物理治疗和手术均由康复和医疗专业人员进行。居家康复护理也建议在专业人员的评估和指导下进行。吞咽障碍的自我管理方案流程见图1-9。

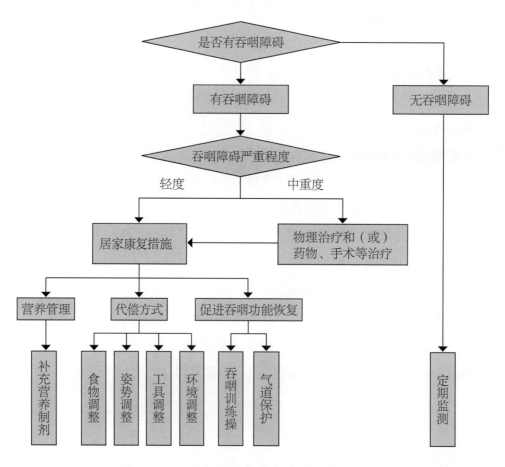

图1-9　吞咽障碍患者自我管理方案流程图

居家康复护理的具体措施

进餐准备

◎进食时环境安静，减少外界干扰，避免与他人聊天引起误吸。

◎保证口腔清洁，每日进餐后和睡前用软毛牙刷刷牙及漱口。

◎如因疾病或手术原因口腔内有食物残留且不容易清除，可请家人协助清理。

◎对于口腔运动协调性差，在清理口腔过程中容易出现误吸者，可使用冲吸式口腔护理吸痰管，在冲洗口腔的同时吸取口腔分泌物，避免误吸。

◎进餐时采用安全的体位，能坐起的患者应采取坐位并保持头部前屈。

食物要求

◎食物应有一定黏稠度、不易松散、顺滑、易变形、密度均匀（图1-10）。根据吞咽困难程度选择不同稠度的食物，软食如蛋羹，浓流质食物如藕粉、米糊、酸奶等，稀流质食物如汤水等。具体的黏稠度选择需要专业人员评估吞咽安全性后再进行。

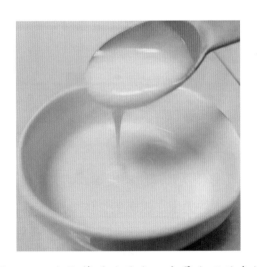

图1-10　米糊等质地均匀、容易变形的食物

◎家中准备食物可以使用料理机打碎后，通过增加液体和增稠剂（例如玉米淀粉或米糊等）制作符合性状要求的食物，增加进食的安全性。同时还应当考虑食物的营养价值和色香味。

进食要点

◎进餐时每口食物量不宜太多，一般在5~10毫升，以免引起呛咳或误吸。

◎应坚持摄食训练，每日至少3次，每次练习时间不超过30分钟，避免劳累。

◎可使用一些特殊器具协助，例如可用缺口杯（图1-11）饮水，避免了饮水过程中的抬头动作。避免使用吸管喝水。

◎根据患者平常吃一口的食物量来选择勺子的大小，不宜过大，以免进食时引起呛咳。勺柄宜长一些，便于将食团放于口腔的适宜位置，勺体宜浅平，防止食物残留（图1-12）。

◎对于口腔运动功能欠佳，如舌癌术后舌体运动障碍者，可将食物送入口腔后部，便于食团运动。

◎进食后应至少间隔30分钟方可平躺，以免反流。

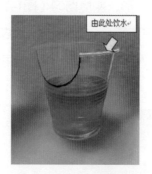
图1-11　缺口杯

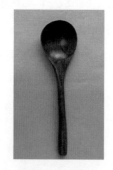
图1-12　进食勺宜浅平且勺柄长

吞咽功能锻炼

◎在专业人员的指导下坚持头颈部肌肉锻炼，如吸吸管训练（图1-13）、颈部拉伸运动等，增强吞咽相关肌肉的力量。吸吸管训练中注意不要做噘腮的动作。

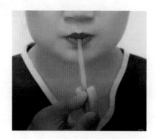
图1-13　吸吸管训练

◎通过练习深呼吸、有效咳嗽，增强呼吸功能，从而起到增强吞咽功能的作用。

◎对于口腔感觉障碍的患者，可以通过冷热交替刺激、振动棒如电动牙刷、酸刺激（例如柠檬汁）等进行口腔感觉刺激。

◎如合并口腔黏膜炎等，则会加重吞咽障碍的程度，应在充分镇痛的基础上再进行吞咽训练。

◎根据吞咽障碍的原因和不同表现，可在专业人员指导下采用不同的吞咽姿势。如下咽一侧切除术后出现单侧咽功能减退，可采用颈部向患侧旋转的方法来促进食物的吞咽（图1-14）；对于放疗后吞咽反射减弱患者，可用头颈部屈曲、低头吞咽的方法（图1-15）。

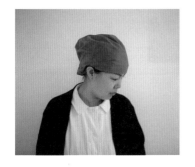 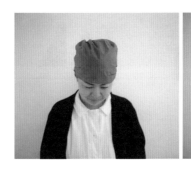

图1-14　一侧旋转吞咽　　　　　　　　图1-15　低头吞咽

◎根据吞咽障碍的原因和不同表现，头颈部放疗患者在放疗中后期及放疗结束后出现逐渐加重的吞咽障碍，应在放疗一开始就进行吞咽功能的相关训练，以维持吞咽功能。训练操包括颈部体操（图1-16）、下颌训练（图1-17）、面颊肌肉训练（图1-18）、舌运动训练（图1-19）、舌后缩运动（图1-20）、吸吸管训练（图1-13），以及使用呼吸功能训练器进行呼吸功能锻炼（图1-21）。

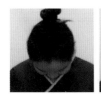

低头　　　　后仰　　　　左转头　　　　右转头　　　　左侧头　　　　右侧头

图1-16　颈部体操

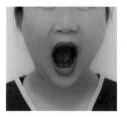 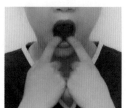

主动张口运动　　　　　　下颌抗阻运动

图1-17　下颌训练

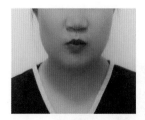 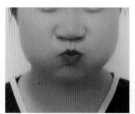 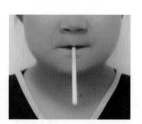 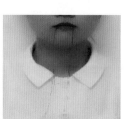

咂嘴　　　　　　　鼓腮　　　　　　　夹筷子　　　　　　拉纽扣

图1-18　面颊肌肉训练

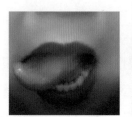 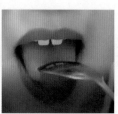 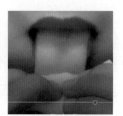

舌主动运动　　　　　舌抗阻运动　　　　　舌被动运动

图1-19　舌运动训练

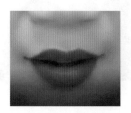 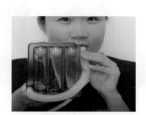

图1-20　舌后缩运动　　　　　图1-21　使用呼吸功能训练器

◎可在专业人员指导下采取不同的气道保护手法。例如对于喉声门上切除术后患者，可以采用超声门上吞咽法。操作方法：做好进食准备后，将食物放在口中，闭上嘴先做深呼吸后屏住气并立即吞咽，吞咽过程中勿呼吸，保持注意力集中。每次吞咽结束后立即咳嗽，以有效清理不慎进入气管的食物。

其他注意事项

◎若因吞咽障碍出现服药困难，应咨询医生或经药师同意后，将药物碾碎，用水溶化后服用或经营养管路送入体内。注意避免几种药物碾碎一起服用。若药物不可以碾碎或嚼碎服用，咨询有无替代药物或者其他给药途径。

◎每日饮水量保持1000～2000毫升，如因吞咽问题导致脱水，引起尿量减少、尿色变深，需要及时就诊。

◎每日观察体温及呼吸情况，如有异常且考虑与误吸有关，应及时就诊。

◎定时监测体重及营养情况，如体重下降明显，应到医院营养科就诊。

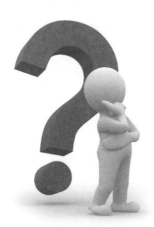

中性粒细胞减少

知识小档案

　　中性粒细胞是血液中白细胞的一类，有助于机体抵抗感染。在抗肿瘤治疗中使用的细胞毒性化疗药在杀伤肿瘤细胞的同时，也对增生活跃的骨髓细胞起到抑制作用，从而出现包括中性粒细胞减少在内的全血细胞减少。当人体中性粒细胞明显减少时，机体抵抗力就会下降，此时很容易继发感染，常见感染部位包括呼吸道、皮肤、肠道等。一旦感染，将可能导致抗肿瘤治疗延迟，严重者可危及生命。掌握自我护理知识和技能有助于预防感染，减少并发症。

自我评估

🖊 引起或加重中性粒细胞减少的因素（咨询医护人员）

☐化疗药：卡莫司汀、司莫司汀、洛莫司汀、氮芥、丝裂霉素、甲氨蝶呤、多柔比星（阿霉素）、长春碱、氟尿嘧啶等

☐高龄   ☐女性

☐体表面积大（超过$2.0\ m^2$）   ☐营养状况差

☐既往有心、肾、内分泌、肺部疾病，体能状态差

🖊 最近一次血常规检查结果

☐0度：白细胞$\geqslant 4.0 \times 10^9$/L；中性粒细胞$\geqslant 2.0 \times 10^9$/L

☐1度：白细胞（$3.0 \sim 3.9$）$\times 10^9$/L；中性粒细胞（$1.5 \sim 1.9$）$\times 10^9$/L

☐2度：白细胞（$2.0 \sim 2.9$）$\times 10^9$/L；中性粒细胞（$1.0 \sim 1.4$）$\times 10^9$/L

☐3度：白细胞（$1.0 \sim 1.9$）$\times 10^9$/L；中性粒细胞（$0.5 \sim 0.9$）$\times 10^9$/L

☐4度：白细胞$<1.0 \times 10^9$/L；中性粒细胞$<0.5 \times 10^9$/L

🖊 伴随症状

☐发热、寒战或出汗   ☐咳嗽或呼吸急促

☐咽痛、口腔溃疡或牙痛   ☐腹泻、肛周脓肿或溃疡

☐排尿时疼痛或烧灼感，或者尿频   ☐异常阴道分泌物、外阴瘙痒

☐皮肤发红、肿胀或疼痛，尤其是手术切口、伤口、留置引流管、造瘘管及静脉管路的置管部位

☐其他

应对策略

◎化疗间歇期应定期复查血常规，通常每周需查1~2次。

◎中性粒细胞绝对值$<1.0 \times 10^9$/L时，应及时就诊，遵医嘱行升白细胞治疗。

◎过去6周内接受过化疗或查血常规发现中性粒细胞减少的患者，应每日1~2次按时监测体温，如体温$\geqslant 38\ ℃$，持续1小时以上，应及时就医。

◎注意手卫生，回家、饭前、便后均需用肥皂或洗手液洗手，并用流动水冲洗干净。

◎洗澡时使用中性浴液，浴后使用乳液保持皮肤湿润，防止皮肤干裂。

◎不要用手挤压或抓破疖肿及粉刺。

◎不要赤脚行走，防止皮肤破损导致感染。

◎避免与患有感冒、麻疹、水痘等传染性疾病的人接触，如果到人群拥挤的公共场所，应戴口罩。

◎餐后和睡前应使用软毛牙刷刷牙，保持口腔清洁。

◎可使用生理盐水或小苏打水漱口，每天2~4次，预防口腔继发感染。

◎保持均衡的饮食与足够的营养。

◎烹饪肉类、蛋类和鱼时要完全做熟，进食生的水果和蔬菜前要充分洗净，预防肠道感染。

◎不与他人共用杯子、餐具或其他个人物品如牙刷。

◎处理狗、猫或其他宠物产生的废物时要戴上手套，之后要立即洗手。

◎做园艺工作时应戴上手套。

◎房间中不宜放置植物和干花，避免呼吸道过敏。

◎建筑工地等环境中可能含有高浓度真菌孢子，应避免长时间停留。

◎避免使用肛温计、灌肠剂、肛门给药及直肠指诊，以免损伤直肠及肛周黏膜，继发感染。

◎留置尿管患者应多饮水，并每日用温水冲洗会阴部，中性粒细胞减少到2度及以上应每日用0.5%聚维酮碘溶液消毒尿道口和尿管的体外部分。

◎注射集落刺激因子后可能出现轻度肌肉酸痛或发热，属该药物的常见不良反应，可使用非甾体类抗炎药如布洛芬（芬必得）缓解上述不适。

◎可每年注射流感疫苗。如需接种流感疫苗，通常宜在开始化疗前2周以上进行接种，或者在化疗结束1周后接种。

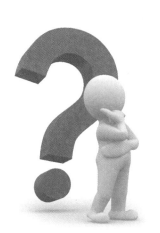

血小板减少

知 识 小 档 案

　　血小板是血细胞中的一类，当计数低于正常低限，即成人血小板低于 100×10^9/L时可定义为血小板减少。细胞毒性化疗药物和放疗均可导致可预期的、与剂量有关的骨髓抑制，出现包括血小板在内的所有血细胞减少。除此之外，部分恶性肿瘤引起慢性弥散性血管内凝血、骨髓浸润，也可出现血小板减少。轻微的血小板减少患者通常没有症状或仅表现为轻度乏力，严重者导致大出血，可危及生命，应高度重视。

自我评估

✐ 引起或加重血小板减少的相关因素（咨询医护人员）

☐ 血液肿瘤如白血病　　　　　　☐ 肿瘤细胞侵犯骨髓

☐ 恶性肿瘤合并免疫性血小板减少症

☐ 骨髓或造血干细胞移植　　　　☐ 化疗

☐ 高剂量放疗　　　　　　　　　☐ 抗凝治疗

☐ 存在血小板功能异常　　　　　☐ 脾功能亢进

☐ 感染　　　　　　　　　　　　☐ 既往有出血史

☐ 身体状况较差　　　　　　　　☐ 其他

✐ 近期有无以下表现

☐ 皮肤瘀点或瘀斑　　　　　　　☐ 牙龈出血

☐ 鼻出血　　　　　　　　　　　☐ 痰中带血、咯血

☐ 咖啡色或血色呕吐物　　　　　☐ 黑便或鲜血便

☐ 血尿　　　　　　　　　　　　☐ 头晕或视物模糊

☐ 无明确病因的头晕、心悸、皮肤苍白湿冷

☐ 其他

✐ 最近一次血常规检查结果（血小板减少对应的骨髓抑制程度）

☐ 0度：正常，血小板 $\geq 100 \times 10^9$/L

☐ 1度：血小板（75~99）$\times 10^9$/L

☐ 2度：血小板（50~74）$\times 10^9$/L

☐ 3度：血小板（25~49）$\times 10^9$/L

☐ 4度：血小板 $<25 \times 10^9$/L

应对策略

自我评估和监测

◎化疗间歇期应定期复查血常规，通常每周1~2次。

◎了解血小板减少可能继发的出血风险，监测血小板变化，做好记录。

◎血小板轻度减少者应主动采取预防措施，预防出血。

◎当血小板降低到3度或4度（血小板计数 $< 50 \times 10^9/L$）时，应及时就诊，遵医嘱治疗，并严格卧床休息，限制活动。

预防出血的措施

◎穿柔软、棉质衣物，避免金属、硬质装饰物造成皮肤损伤而引起出血。

◎男性应使用电动剃须刀以避免划破皮肤。

◎保持口唇、鼻腔黏膜湿润，避免干裂引起出血，禁止用力擤鼻或挖鼻孔。

◎使用软毛牙刷刷牙，避免牙龈出血，进食后使用温水漱口，避免使用牙签。

◎活动时注意安全，房间物品摆放有序，浴室及洗手池应放置防滑垫，预防跌倒。

◎避免剧烈运动如摔跤、拳击或踢足球和其他可能导致受伤的活动。

◎饮食以清淡、易消化食物为主，避免食用坚硬的食物。

◎避免剧烈咳嗽、打喷嚏、手拎重物下蹲、弯腰搬重物等可能导致腹部压力增加的活动。

◎预防便秘，措施见便秘章节。如出现粪便干结，可使用润滑性泻剂如开塞露，避免用力排便。

◎禁止使用肛温计、灌肠剂、肛门给药及直肠指诊，以免引起出血。

◎阿司匹林、萘普生、布洛芬等非甾体类抗炎药物可能干扰血小板凝血，血小板减少患者使用这些药物前请咨询肿瘤科医生。

◎注意观察皮肤有无瘀点、瘀斑，记录其出现时间、数量、部位、大小。

◎进行输液、采血等有创性操作后用棉球按压针眼直至出血停止，特别是当血小板 $<25 \times 10^9/L$ 时，拔针后应压迫局部至少5分钟。

自我应对措施

◎少量牙龈出血、皮肤损伤渗血等可用无菌棉签或纱布压迫止血。

◎前鼻腔出血时，可采取压迫止血。后鼻腔出血时，则需要到医院急诊由耳鼻喉科进行填塞止血。

◎重度血小板减少患者如出现头晕、视物模糊、站立不稳及呼吸节律变化，警惕颅内出血，应制动，立即联系急救车就诊。

◎卧床患者如出现呕血、咯血，应头偏向一侧，预防误吸或窒息。

◎当出现头晕、心悸、出冷汗等表现时，取中凹仰卧位，即用垫枕抬高头部 10°~20°，抬高下肢与床面成 20°~30° 角。

◎如出现呕血、黑便、鲜血便等消化道出血征象，立即就诊。

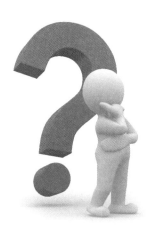

手足综合征

知 识 小 档 案

　　手足综合征，又称为掌-趾感觉丧失性红斑，是一种由化疗药物或靶向药物剂量累积引起的常见皮肤毒性反应。主要表现为手脚麻木和疼痛。轻者仅有手套、袜套样感觉，重者遇冷手指、脚趾刺痛难忍，影响功能；局部皮肤和指（趾）甲可能出现肿胀、脱屑、红斑、水疱、甲缝流液、指（趾）甲脱落等表现，严重影响生活质量。掌握手足综合征的自我护理措施有助于改善症状，提高生活质量，预防并发症。

自我评估

✎ **可能引起或加重手足综合征的因素（咨询医护人员）**

☐化疗药物：氟尿嘧啶、卡培他滨、多柔比星（阿霉素）脂质体、奥沙利铂、紫杉醇类、长春瑞滨、替吉奥

☐靶向药物：舒尼替尼、索拉非尼、吉非替尼等

☐其他

✎ **有无以下不适症状**

☐手脚麻木

☐手脚有针刺样疼痛

☐走路时感觉像踩在棉花上一样

☐手脚有红斑或黑色斑点

☐指（趾）甲变色

☐指（趾）甲脱落

☐手脚皮肤干燥、脱屑

☐手脚有戴着手套和袜套的感觉

☐手脚皮肤出现了肿胀

☐手脚有水疱，局部皮肤出现了溃疡

☐指（趾）甲缝流液、流脓

✎ **根据以下叙述判断症状严重程度（常见临床表现见图1-22）**

☐1级：手脚麻木、感觉迟钝或异常、麻刺感、红斑；不影响正常活动的手足其他不适症状

☐2级：手脚的疼痛性红斑、肿胀；其他影响日常生活的不适症状

☐3级：手脚湿性脱屑、溃疡、水疱；严重疼痛；导致不能工作或进行日常活动的严重不适

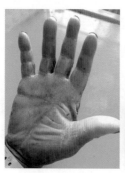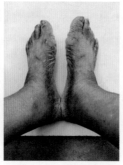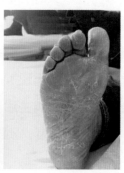

图1-22　手足综合征的常见临床表现

应对策略

◎饮食清淡，避免辛辣刺激性食物。

◎冷水刺激可加重不适，应使用温水洗手、洗脚。

◎因感觉迟钝易受伤，应避免接触高温物品，做饭或端热汤热水时，应戴上手套。

◎用清水清洁皮肤，避免使用含乙醇的皮肤护理液及刺激性强的消毒剂。

◎勤修剪指甲，保持短而光滑。

◎避免在阳光下直晒皮肤，外出涂防晒霜。

◎可在手足局部涂抹厚厚的一层保湿乳或紫草油，至少保留30分钟再清洗掉，3～4次/日，其余时间涂抹保湿乳保持皮肤湿润。

◎使用手指和脚趾软垫或者减震鞋垫，防止受伤。

◎穿宽松的袜子、鞋，避免局部摩擦。

◎在家可穿拖鞋，坐着或躺着的时候可将手和脚垫起，保持一定高度。

◎1级手足综合征可在采取上述措施的同时，继续使用原来用药剂量。2级和3级手足综合征需要在医生的指导下调整化疗用药，同时对症治疗，减轻皮肤反应及不适，预防感染。

◎如果手或足出现水疱，小水疱无需处理，可自行吸收，应避免破溃继发感染。大的水疱可使用注射器抽吸疱内液体，再行消毒处理，建议请医护人员处理，以免继发感染。

◎出现脱皮时不要用手撕，可以用消毒过的剪刀剪去掀起的部分。

◎如果发生皮肤破损，可在专业人员的指导下使用皮肤保护膜和皮肤保护粉。

◎手足感觉异常的患者避免开车、骑自行车、骑摩托车等。

◎避免重体力劳动和剧烈运动。

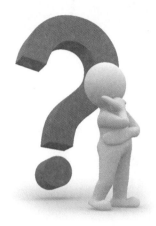

外周神经
毒性反应

知 识 小 档 案

　　外周神经毒性反应是一些化疗药物的常见不良反应，包括顺铂、奥沙利铂、紫杉醇、长春碱类等化疗药物。化疗所致的外周神经毒性反应主要表现为感觉神经受损，包括手脚双侧对称性麻木、感觉迟钝、刺痛、痛觉过敏等，奥沙利铂引起的神经毒性反应还可以表现为颜面部、口唇、咽喉部麻木、刺痛、感觉异常等，遇冷加重。外周神经毒性反应相关症状给患者带来不适，还会影响个人的功能、活动及安全。掌握自我护理措施有助于减轻症状，提高舒适度，预防并发症。

自我评估

✎ 使用紫杉醇、顺铂、卡铂的患者请根据自己的情况评估外周神经毒性反应的程度，在相应描述的数字上或方框中打"√"。

1. 手或脚感到麻木、疼痛或刺痛的程度

（无）1　　　　　2　　　　　3　　　　　4　　　　　5（非常严重）

2. 胳膊或腿感到无力的程度

（无）1　　　　　2　　　　　3　　　　　4　　　　　5（非常严重）

3. 外周神经毒性反应对日常生活的影响程度

（无）1　　　　　2　　　　　3　　　　　4　　　　　5（非常严重）

4. 可以做到以下事情

□扣纽扣　　□开门　　□写字　　□用刀　　□敲键盘
□系鞋带　　□步行　　□工作　　□用筷子　　□爬楼梯
□系腰带　　□睡觉　　□开车　　□戴首饰　　□用勺子
□缝衣服　　□编织　　□操作遥控器　　□使用其他餐具
□拨打或使用手机　　□戴上或摘掉接触镜（隐形眼镜）
□执行对我来说重要的活动，包括_____

✎ 使用奥沙利铂的患者请根据自己的情况评估外周神经毒性反应的程度，在相应描述的数字上或方框中打"√"。

1. 手或手指、脚或脚趾或嘴唇周围感到麻木、疼痛、灼烧、刺痛或触觉改变的程度

（无）1　　　　　2　　　　　3　　　　　4　　　　　5（非常严重）

2. 在吞咽、呼吸、喝水或咀嚼食物时感到困难，或嘴唇及下巴、手及手指或脚及脚趾肌肉痉挛的程度

（无）1　　　　　2　　　　　3　　　　　4　　　　　5（非常严重）

3. 外周神经毒性反应对日常生活的影响程度

（无）1　　　　　2　　　　　3　　　　　4　　　　　5（非常严重）

4. 可以做到以下事情

□扣纽扣　　□开门　　□写字　　□用刀　　□敲键盘

□系鞋带　　□步行　　□工作　　□用筷子　　□爬楼梯

□系腰带　　□睡觉　　□戴首饰　　□用勺子　　□编织

□缝衣服　　□操作遥控器　　　　□使用其他餐具

□拉拉链　　□吞咽　　　　　　　□吃东西、咀嚼

□饮水　　　□拨打或使用手机　　□戴上或摘掉接触镜（隐形眼镜）

□执行对我来说重要的活动，包括_____

应对策略

外周神经毒性反应遇冷后会诱发或加重，因此应注意保暖

◎寒冷天气尽量减少户外活动，避免冷风刺激，如需外出应佩戴口罩，以免吸入冷空气引起不适。

◎寒冷天气外出时注意肢体末端的保暖，应戴手套、穿袜子，可使用小热水袋和暖足贴。

◎手不直接接触冰冷的金属物体（如门把手、公交车金属扶手等）。

◎不吹电风扇、空调。

◎不开冰箱门。

◎用温开水刷牙、漱口，用热水洗头、洗脸、洗手、沐浴。

◎做家务（如清洗衣物）时要用温水，最好戴手套。

◎饮食以温软类食物为主，不喝冷饮，不吃生冷食物。

◎睡前可用热姜水浸泡手脚。

如肢体感觉出现明显的麻木、迟钝或丧失，应注意个人安全

◎不要用感觉受损的部位直接接触危险的物体，如使用转动的机器、搬运重物等。

◎烧水、做饭时需谨慎，防止烫伤。

◎房间内禁放锐器，可用棉垫包裹桌角和家具棱角处，减少碰撞。

◎下肢感觉异常或肌无力时，应每日检查足部有无损伤，穿合适尺寸的鞋子，走路及上下楼梯时要专注，尽量有人搀扶或者使用拐杖等辅助工具，避免跌倒。

其他护理措施

◎若有重度外周神经毒性反应，应及时联系医生，调整化疗药物剂量，给予相应支持治疗。

◎可采取局部按摩或热毛巾湿敷方式来减轻四肢的麻木、刺痛感。

◎在肢体允许范围内进行主动和被动活动，改善局部循环，保持和增加关节活动度，防止肌肉挛缩变形。

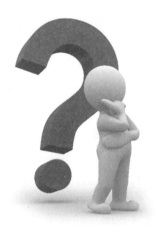

脱发

知 识 小 档 案

　　正常情况下，人的头发每天都有脱落和再生，但是如果脱落的速度或数量明显超过再生，则可能出现了病理改变，即为脱发。

　　脱发是接受头颈部放疗及化疗的患者常见的治疗相关不良反应，化疗药物或放射线在杀灭肿瘤细胞的同时，对增殖旺盛的细胞包括毛囊细胞也起到抑制作用，从而出现脱发。

　　脱发影响患者尤其是女性患者的形象，造成其心理困扰，进而影响生活质量。因此，早期预防和正确处理脱发非常重要。以下措施应在病情允许的前提下采用。

自我评估

✎ 以下符合我的情况

□洗澡或梳头时掉头发多　　□衣服或枕头上有很多头发

□头顶发质稀疏，可以看到头皮　　□前额发际线后移

□斑秃或秃顶　　□几乎光头

✎ 可能引起或加重脱发的因素（咨询医护人员）

□化疗药_____　　□头颈部放疗

□服用雄性激素　　□严重贫血

□甲状腺功能减退，体重下降过快　　□内分泌紊乱

□有脱发家族史　　□压力大，焦虑

□饮食过于油腻　　□经常熬夜

□青春期或更年期　　□其他

应对策略

◎脱发是头颈部放疗或化疗后常见的不良反应，是暂时现象，停止治疗1~2个月后通常就会长出新的头发。

◎冰帽对于预防脱发有一定作用，建议在化疗前10分钟开始佩戴，至化疗结束后30分钟取下，温度保持在15~22 ℃，以可耐受为宜。使用奥沙利铂化疗者禁止使用冰帽。

◎合并营养不良、严重贫血或其他疾病容易加重脱发，应积极治疗病因，加强营养。

◎调节心情，规律生活，不熬夜。

◎饮食上应多进食新鲜蔬菜、水果，少吃油炸、高脂食物。

◎每天喝6~8杯水（250毫升/杯），避免饮酒和咖啡类饮品。

◎为保持心情愉悦，外出时可选择自己喜欢的假发或帽子。

◎清洗头发时应动作轻柔，选用温和的洗发液。

◎不要用发卷卷发，不要染发或烫发。

◎为了减少牵拉所加重的脱发，可剪短发。

◎可使用软的梳子或钝齿木梳或多梳头以减轻牵拉，并促进头皮的血液循环。

◎随时清理床铺上散落的头发，保持床铺整洁。

◎中药如首乌、灵芝、黄芪、枸杞子、当归等对于恢复期生发可能有帮助，可在专业人员指导下使用。

◎对于脂溢性脱发或激素引起的脱发，可遵医嘱服用相关药物治疗。

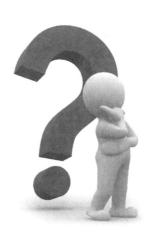

放射性皮炎

知识小档案

　　放射性皮炎是肿瘤患者接受放射治疗最为常见的不良反应之一，90%～95%的患者会经历不同程度的皮肤反应，主要表现为放射野皮肤红斑、水肿、脱屑、湿性脱皮及溃疡等。放射性皮炎给患者带来干燥、瘙痒、疼痛等不适，影响日常活动和睡眠，严重者还可能继发感染，导致抗肿瘤治疗方案改变或延迟，从而影响治疗效果。因此，了解放射性皮炎相关知识，积极采取自我护理措施，对于缓解症状、提高舒适度及预防并发症非常重要。

自我评估

✐ **可能引起或加重放射性皮炎的因素**

① 疾病和治疗因素（咨询医护人员）

☐ 放射治疗

☐ 放疗期间同时联合化疗、靶向治疗或免疫治疗

☐ 放疗期间应用放射增敏药物如甘氨双唑钠（希美纳）

☐ 同时患糖尿病、肾衰竭

② 自身因素

☐ 高龄、肥胖、吸烟

☐ 营养状况差

☐ 放射野皮肤易受摩擦或有褶皱，如腋窝、乳腺下、腹股沟等

☐ 放射野皮肤薄，如脸部、腋窝、会阴部等

☐ 长期的阳光暴露史，如户外工作

✐ **放射野皮肤有无以下表现（常见临床表现见图1-23）**

☐ 滤泡样暗色红斑　　　　　　　☐ 触痛性或鲜色红斑

☐ 脱毛、干性脱皮，出汗减少　　☐ 片状湿性脱皮

☐ 融合性湿性脱皮、凹陷性水肿　☐ 水肿

☐ 溃疡、出血、坏死　　　　　　☐ 其他

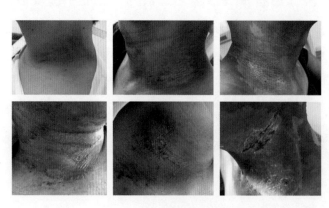

图1-23　放射性皮炎的常见临床表现

✎ **伴随症状**

☐瘙痒　　　　　☐疼痛　　　　　☐干燥

☐感染：局部白色脓点，或渗液增多

应对策略

◎放疗期间患者应戒烟、酒。

◎多进食高蛋白、富含维生素、易消化饮食，多吃新鲜蔬菜和水果，忌辛辣和刺激性食物。

◎治疗期间保持治疗区皮肤清洁，尤其是褶皱区域皮肤。可用温和的肥皂清洁，推荐使用市面上标注pH中性或非碱性的肥皂，避免刺激性和芳香性的产品。清洁后用温水清洗，轻拍皮肤使其干燥。

◎每日放疗后及治疗间歇期建议使用皮肤保湿剂，可使用无香型、不含羊毛脂的水基保湿剂，避免使用氧化锌乳膏或含铝盐的香体剂；也可以遵医嘱使用医用射线防护剂。

◎沐浴时请采用淋浴，治疗区皮肤不可摩擦揉搓，以免加重皮肤损伤。

◎穿纯棉、柔软宽松的衣服，以减少局部摩擦。乳腺放疗的患者可选择宽松的运动胸罩，避免穿紧身或带钢圈的内衣。

◎头部放疗患者请使用温和的洗发水，轻拍头发，洗发后自然风干或者使用吹风机凉风模式吹干。避免使用凝胶、摩丝和发胶。

◎如果需要剃须，请用电动剃须刀。

◎外出打遮阳伞或戴帽子，避免阳光照射，可使用防晒霜。

◎参加运动如游泳，离开泳池后请及时用清水冲洗，以减少泳池里的消毒剂对治疗区皮肤的刺激。

◎治疗区皮肤禁忌冷敷和热敷，以免加重皮肤反应。

◎避免搔抓治疗区皮肤，如表面有脱屑，不能强行撕扯，让其自行脱落，以免加重皮肤损伤。

◎如果皮肤出现红肿、瘙痒、疼痛，特别是皮肤脱皮、潮湿和疼痛的情况，应及时告知医护人员，在专业人员指导下正确使用药物和治疗敷料。

　　◎如果皮损区域换药使用了治疗敷料，渗液较多时容易脱落，尤其是颈部，外面可使用网状弹性自粘绷带（图1-24）协助固定，避免使用胶布固定。

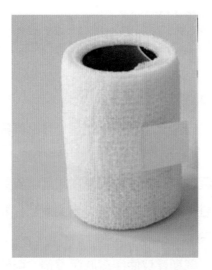

图1-24　网状弹性自粘绷带

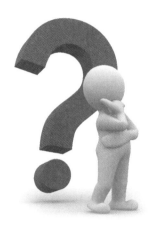

腹
水

知　识　小　档　案

　　正常情况下，腹膜表面有一层半透膜，腹腔与腹膜下血管和淋巴管之间通过半透膜进行水和溶质的交换。在病理情况下，体液的产生和吸收发生变化，导致腹腔中的液体积聚过多，称为腹水，又称腹腔积液。晚期肿瘤患者合并恶性腹水通常是由于癌栓阻塞、肿瘤压迫、肿瘤侵犯腹膜或在腹腔内种植等原因。恶性腹水通常是疾病晚期的表现，常见表现为腹部膨隆、腹胀、气短、踝部和腿部水肿、食欲下降。掌握自我护理措施有助于减轻症状，提高生活质量。

自我评估

✎ **有无以下不适症状**

☐腹胀   ☐腹痛

☐恶心、呕吐   ☐食欲减退

☐饱胀感   ☐气促

☐疲乏   ☐端坐呼吸

☐其他

✎ **有无以下体征**

☐腹部膨隆   ☐体重增加

☐少尿   ☐阴茎和阴囊水肿

☐下肢水肿   ☐排便习惯改变

☐其他

应对策略

评估要点

◎晨起空腹，自己或请家人协助测量腹围。方法：用软尺以肚脐为中心点测量腹部全周（图1-25），并连续记录。如果腹围持续增长，应到医院就诊。

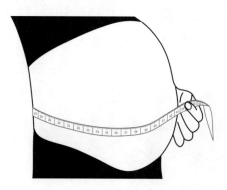

图1-25　测腹围

◎液体入量包括饮食、饮水、管饲和静脉输液量等；液体出量包括大小便量、呕吐物、汗液、引流液以及从呼吸道、创面蒸发的液体量等。每天记录液体出入量，通常保持液体出量大于入量500毫升左右为宜。

◎每天或隔天称一次体重，记录。

◎应用利尿剂的患者严密监测液体出入量和体重变化。水肿患者体重每天下降约0.5千克，非水肿患者每天下降约0.25千克为宜。

◎如果腹水引起腹胀，只能取坐位或者侧卧位，每日检查受压部位皮肤有无压红或破损，预防压疮。

◎每日观察双下肢水肿的程度。

◎评估腹胀、恶心、饱胀感等不适症状的程度。

自我护理措施

◎注意休息，适量活动。

◎饮食限制钠的摄入，少盐，每日不超过2克。

◎少吃豆类、薯类、辛辣食物，以免引起腹部不适。

◎饮食可多进食富含高糖类和优质蛋白质的食物。

◎调整卧位，可用软枕或靠垫支撑腹部，垫高下肢，水肿部位避免长时间受压。

◎使用利尿剂和引流腹水的患者容易丢失钾离子，应定期查血监测电解质变化，如有异常及时纠正。可进食富含钾离子的食物及水果补充，见附录4"饮食种类及说明"。

◎腹水影响肠蠕动，容易出现便秘，严重者可能导致肠梗阻，应每日观察排便情况，便秘的预防见相应章节。如果出现持续不缓解的腹痛、伴或不伴排气排便减少或停止，应到医院就诊。

◎如果留置了腹腔引流管用于引流腹水或腹腔灌注药物，居家期间应妥善固定，避免管路折曲或脱出。

◎固定引流管的贴膜应每周更换1～2次，每天检查固定置管的贴膜有无卷边松脱，穿刺点有无渗血渗液等，如有异常，应及时到医院换药。

◎病情不同，引流出的腹水可能表现出不同的颜色和性状，如淡黄色、血性、透明或浑浊等，记录每日腹水的量、颜色及性状。

◎出现以下情况应及时就诊：腹水颜色、性状及量发生变化；水肿明显加重、体重持续增加；因腹水增加导致呼吸困难等。

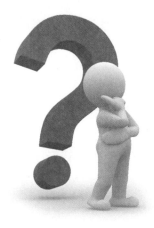

肠梗阻

知 识 小 档 案

　　肠梗阻指肠腔狭窄或堵塞，导致肠内容物通过受阻，根据严重程度可以分为部分肠梗阻和完全肠梗阻。在肿瘤患者中恶性肠梗阻多见于卵巢癌、结直肠癌、胃癌患者。

　　引起肠梗阻的原因通常分为两大类。其中，良性病因包括：肠粘连、放疗后肠道狭窄，粪便嵌塞，进食不当引起肠道功能紊乱继发梗阻，严重恶心呕吐、腹泻或其他原因引起电解质紊乱如低钾血症，腹内疝等。恶性病因包括：由肿瘤播散引起，以小肠梗阻多见；由原发肿瘤占位或压迫造成，以结肠梗阻多见。

　　肠梗阻不仅给患者带来恶心、腹痛、腹胀等不适，还可能导致抗肿瘤治疗延迟。积极采取自我护理措施，可以预防一部分肠梗阻的发生，减轻梗阻相关症状，提高舒适度。以下措施均应在病情允许的情况下使用。

自我评估

✎ **有无以下肠梗阻相关症状**

☐恶心

☐呕吐：进餐后、活动时、卧床时、其他时间

☐腹痛

    疼痛部位：脐周、上腹部、左下腹、右下腹、其他部位

    疼痛性质：绞痛、跳痛、钝痛、坠痛、酸胀痛、其他

    疼痛频率：持续不缓解、间断发作、不规律

☐腹胀

☐排便异常：有排便，但粪便干结、排便困难；超过3天未排便

☐排气异常：有少量排气；超过24小时无排气

✎ **可能诱发或加重肠梗阻的因素（咨询医护人员）**

☐疾病诊断：卵巢癌、结肠癌、直肠癌、胃癌或其他

☐恶性腹水　　　　　　　　　☐腹腔化疗后

☐肠道术后早期　　　　　　　☐盆底放疗后

☐全身化疗后　　　　　　　　☐止泻治疗中

☐服用阿片类药物（如吗啡、羟考酮等）止痛治疗中

☐便秘或粪便嵌塞　　　　　　☐严重低钾血症

☐剧烈呕吐或严重腹泻　　　　☐进食油腻、不消化食物

☐进食黏性或干硬食物（如花生米、汤圆、年糕等）

☐其他

应对策略

预防措施

◎了解肠梗阻发生的相关因素，评估自己是否为高危人群，针对诱发和加重肠梗阻的因素采取预防措施。

◎低钾血症容易并发麻痹性肠梗阻，如果长期进食差、恶心呕吐、腹泻严重，容易出现低钾血症，应监测血电解质情况，发现异常及早纠正。

◎积极预防便秘，保持排便通畅，尤其是使用阿片类镇痛药物的患者。具体措施见便秘章节。

◎如果处于肠道术后早期，应遵循正确的进食原则，从流食逐渐过渡到正常饮食：手术排气后7天内应进流食，少食产气食物；1周以后如无不适，可以进半流食；10天后无不适，可以进软食；应少食多餐，禁食油腻食物。

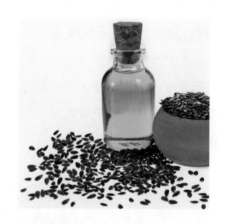

◎有胃肠道基础疾病的患者应少食坚硬及黏性食物，如干果、年糕等。

◎正在口服止泻药的患者一旦出现排气排便停止伴有腹胀不适，提示可能出现麻痹性肠梗阻，应及时就诊。

自我护理措施

◎早发现、早诊断：腹痛、呕吐、腹胀、肛门排气排便停止是肠梗阻的典型症状，但症状随梗阻部位及严重程度而有所不同。早期症状通常不明显，大部分仅出现腹痛或肛门排气排便减少，但是如果不及时处理，可发展成完全性肠梗阻。

◎如果确诊粪便嵌塞或部分肠梗阻，可以口服食用植物油，每次20~30毫升，每日3~4次，服用后走动20~30分钟以促进肠蠕动。

◎如果确诊粪便嵌塞或部分性肠梗阻，也可遵医嘱使用开塞露或甘油灌肠剂灌肠，取左侧卧位，由家人协助注入，灌肠后保留5~10分钟再如厕。

◎如果确诊为完全性肠梗阻，立即停止进食和喝水，记录出入量，必要时遵医嘱补液，通常每日不超过1500毫升。

◎完全性肠梗阻患者禁止服用刺激性泻药，以免出现肠痉挛，引起腹部剧烈疼痛，甚至发生肠穿孔。

◎如果持续腹痛、腹胀，可遵医嘱使用镇痛药物如透皮贴剂控制基础疼痛，如果突发剧烈疼痛，可使用吗啡片剂或注射剂缓解。

◎如果疼痛急性发作，持续加重且部位固定，提示可能发生穿孔或绞窄，应急诊就医。

◎如果出现恶心呕吐，遵医嘱使用止吐药物及抗分泌药物治疗，仍不能缓解者应留置鼻胃管减压。

◎反复吸吮冰块、液体或者使用润唇膏，有助于缓解口干、口渴等症状。

◎留置鼻胃管期间妥善固定管路，避免脱出。

◎每4小时用20毫升温水或生理盐水冲洗鼻胃管，保持通畅。

◎留置鼻胃管期间，应照常刷牙漱口，保持口腔清洁。

◎肠梗阻期间需定期采血监测电解质水平，如有异常及时纠正。

◎如果梗阻是由非癌性因素引起，例如严重便秘、粪便嵌塞、低钾血症、进食不当等，通过积极治疗，通常7~10天可缓解。

◎肿瘤复发导致的肠管受压、狭窄或阻塞、腹腔肿瘤播散引起的多部位肠管粘连，且无法手术的完全性肠梗阻，通常预后较差。这一阶段医疗护理的目标是控制痛苦症状，保证舒适和生活质量。

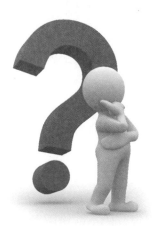

病理性骨折

知 识 小 档 案

　　病理性骨折是因局部病变或全身性疾病导致骨强度减低，在没有外力或轻微外力作用下所发生的骨折，常见于骨肿瘤及肿瘤骨转移患者，如乳腺癌骨转移患者，因为其骨质破坏而很容易发生病理性骨折。肿瘤或肿瘤骨转移部位不同，发生骨折的风险部位也不同。下肢多发于股骨、胫骨，上肢多发于锁骨、肱骨，脊柱常发于腰椎段。表现为局部疼痛、肿胀、淤血瘀斑、活动受限，导致功能障碍，甚至畸形。积极的自我护理措施及药物使用有助于预防病理性骨折的发生，以下措施应在病情允许的前提下使用。

自我评估

✎ **可能诱发病理性骨折的因素**

☐ 跌倒　　　　　　　　☐ 提重物

☐ 剧烈运动　　　　　　☐ 床上翻身

☐ 迅速转身　　　　　　☐ 无明确诱因

☐ 其他因素＿＿＿＿＿＿＿

✎ **如果发生了病理性骨折，部位是**

☐ 颈椎　　　　　　　　☐ 胸椎

☐ 腰椎　　　　　　　　☐ 股骨

☐ 胫骨　　　　　　　　☐ 锁骨

☐ 肱骨　　　　　　　　☐ 肋骨

☐ 骨盆　　　　　　　　☐ 其他部位＿＿＿＿＿＿＿

应对策略

安全管理

◎肿瘤相关病理性骨折重在预防，主要措施在于减少可能造成骨折的非疾病因素。

◎长期卧床会加重骨质脱钙或软化，应在病情允许的前提下适当增加活动，加强肢体功能锻炼。

◎日常活动保持正确体位，避免长时间固定同一姿势，如久站或久坐，减少身体同一部位长时间负重。

◎避免提重物，减少腰椎及各部位骨骼关节负重。

◎变换体位，如坐起、下蹲、翻身、转身、弯腰等时要缓慢。

◎避免剧烈运动和冲撞。

◎居家穿防滑平底鞋，卫生间和水池旁地面应配有防滑垫、扶手，预防跌倒。

◎病变侵犯关节引起疼痛时，不宜进行局部按摩、挤压、热敷、理疗等。

◎肿瘤侵犯脊柱者，应睡硬板床，翻身采用"轴式翻身"（图1-26），即翻身时沿身体纵轴翻过，保持头、肩、腰、臀部成一直线，且速度慢、动作轻，避免用力拖、拉、推、拽、扭动等动作。

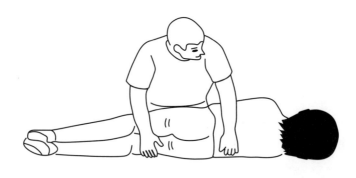

图1-26　轴式翻身

◎建议佩戴固定器具以减轻病灶部位负重。如肿瘤侵犯颈椎者应佩戴颈托，对于肿瘤侵犯腰椎者，坐位、直立或行走时应佩戴腰托，以减轻腰椎的受压。

◎病理性骨折一旦发生应立即就医，明确骨折部位和程度，遵医嘱进行制动和固定。

用药管理

◎双膦酸盐制剂可用于治疗肿瘤的骨转移，降低骨相关不良事件——病理性骨折的发生，应遵医嘱定期用药。

◎双膦酸盐制剂最常见的不良反应有发热，一般为短暂性高热，可使用退热药物，自我监测药物不良反应，如有持续高热应及时联系医护人员。

◎颌骨坏死是双膦酸盐制剂较为严重的不良反应，虽然发生率较低，但也应警惕。使用药物前患者应进行口腔科检查；用药期间切勿拔牙；如出现口腔疼痛、下唇麻木、牙齿松动、牙槽骨暴露等情况应及时就医。

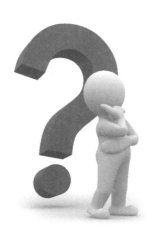

深静脉血栓

知 识 小 档 案

　　肿瘤患者发生深静脉血栓的风险较高，是非肿瘤患者的4~7倍。静脉血栓栓塞症是需要重点关注的肿瘤并发症之一，一旦发生，可能危及生命，主要包括深静脉血栓形成和肺血栓栓塞症。深静脉血栓的典型症状包括疼痛、血栓形成的同侧肢体水肿或锁骨上区水肿，但并非所有病例均存在上述症状。当深静脉血栓脱落时，可引起肺栓塞，其典型症状有胸闷、胸痛、咳嗽、咯血、呼吸困难等，严重者可导致猝死。肿瘤患者应掌握相关知识，识别深静脉血栓发生的高危因素，提前采取预防措施积极应对，从而预防血栓发生。

自我评估

◣ **引起或加重深静脉血栓的危险因素（咨询医护人员）**

□原发肿瘤：胃癌、胰腺癌、肺癌、淋巴瘤、妇科肿瘤、膀胱癌、睾丸癌等

□肿瘤压迫血管腔 　　　　　　　　　□手术治疗

□介入治疗 　　　　　　　　　　　　□放疗

□抗血管生成药物治疗，如贝伐珠单抗 　□化疗

□留置静脉导管，如CVC、PICC、输液港 　□激素治疗

□卧床 　　　　　　　　　　　　　　□高热、腹泻、脱水

□合并感染、肺部疾病、肾病 　　　　□吸烟

□既往血栓病史 　　　　　　　　　　□高龄、肥胖

□静脉曲张、血小板增高、白细胞升高、贫血等

◣ **有无以下症状**

□单侧肢体肿胀、持续加重

□肢体沉重感、肢体疼痛

□原因不明的持续性小腿痉挛、面颈部或锁骨上区肿胀

□留置的静脉导管功能障碍

□突然发作的胸闷、胸痛、咳嗽、咯血、呼吸困难

应对策略

预防措施

◎自我评估风险因素，判断自己是否为发生深静脉血栓的高危人群，主动采取预防措施，并每日坚持。

◎戒烟戒酒，保持健康生活方式。

◎控制血糖和血脂在正常水平，积极治疗可能增加深静脉血栓风险的原发病。

◎每天练习深呼吸和咳嗽动作，通过胸腔压力变化促进血液循环，预防血栓。

◎多饮水，补充足够的水分以降低血液的黏稠度，预防血栓发生。

◎在病情允许的前提下尽量多下床活动，促进血液循环。

◎卧床时可将下肢抬高以促进血液循环。

◎卧床患者应定时翻身，家人应制订计划协助其进行肢体的被动运动。

◎留有中心静脉导管（PICC/CVC）者，应每日锻炼置管侧肢体，坚持进行握拳、屈伸运动以促进血液循环，预防血栓（见第三篇）。

◎每日进行踝泵运动，促进下肢血液循环，预防血栓，注意事项见知识点"如何进行踝泵运动"。

◎可穿抗血栓梯度弹力袜，通过自下而上的压力差，促进静脉回流，预防下肢静脉血栓。详见知识点"抗血栓梯度弹力袜使用注意事项"。

◎术后及卧床患者可使用气压式循环驱动治疗仪预防血栓，详见知识点"气压式循环驱动治疗仪使用注意事项"。

如何进行踝泵运动

1. 背伸：躺或坐在床上，下肢伸展，大腿放松，缓缓勾起脚尖，尽力使脚尖朝向自己，至最大限度时保持10秒钟（图1-27）。

2. 跖屈：脚尖缓缓下压，至最大限度时保持10秒钟（图1-28）。

3. 环绕：以踝关节为中心脚趾作360°绕环，保持最大动作幅度环绕（图1-29）。

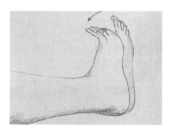 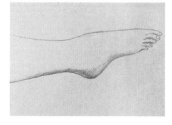 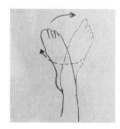

图1-27　背伸　　　图1-28　跖屈　　　图1-29　环绕

抗血栓梯度弹力袜使用注意事项

◎肿瘤患者由于疾病特点，本身就是发生深静脉血栓的高危人群，因此抗血栓梯度弹力袜适用于所有无使用禁忌的恶性肿瘤患者。

◎抗血栓梯度弹力袜通常分为腿长型弹力袜和膝长型弹力袜（图1-30）。通常情况下，大腿根部周径64 cm及以上者，为避免大腿局部皮肤发生压力性损伤，建议选择膝长型弹力袜；大腿根部周径小于64 cm者，可选择腿长型弹力袜，也可以选择膝长型弹力袜，腿长型弹力袜优于膝长型。

◎以下情况不宜使用抗血栓梯度弹力袜：①充血性心力衰竭、肺水肿或下肢严重水肿；②急性下肢深静脉血栓、血栓性静脉炎或肺栓塞；③下肢局部情况异常，如皮炎、坏疽、近期接受皮肤移植手术、下肢血管严重动脉硬化或其他缺血性血管病变及下肢严重畸形等；④已知对弹力袜材质过敏。

◎使用抗血栓梯度弹力袜时应选择合适的型号，建议请专业人员帮助您测量后选择。小腿最大周径和大腿根部周径测量方法分别见图1-31和图1-32。常见弹力袜型号和小腿最大周径的关系见表1-2。

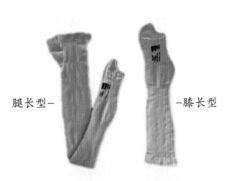
腿长型——膝长型

图1-30　弹力袜

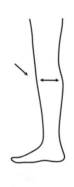

图1-31　测量小腿最大周径

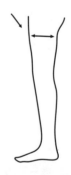

图1-32　测量大腿根部周径

表 1-2 小腿最大周径与抗血栓梯度弹力袜型号对照关系

小腿最大周径（cm）	弹力袜型号
< 30.5	小号
30.5 ~ 38	中号
38 ~ 44.5	大号
> 44.5	超大号

◎穿着抗血栓梯度弹力袜应保证平整无皱褶，避免局部皮肤压伤。

◎术后患者建议连续穿3个月；其他有血栓风险的患者在没有穿着禁忌的情况下，可连续穿着弹力袜，直至活动量恢复到疾病前的活动水平。

◎使用过程中观察有无腿部疼痛、肿胀、皮肤颜色改变、水疱等，尤其关注脚跟和骨隆突处，如出现以上情况，请停止使用弹力袜，及时到医院就诊，听取专业人员意见。

◎每天至少脱下弹力袜1次，观察下肢皮肤情况，并进行皮肤清洁。

气压式循环驱动治疗仪使用注意事项

◎气压式循环驱动治疗仪通过多腔气囊间歇、有顺序地反复充放气，对肢体组织和血管施加周期性变化的压力，从肢体远端到近端进行均匀有序的挤压，促进血液循环，可起到预防血栓的作用（图1-33）。

◎适用人群：术后患者、静脉曲张者、长期卧床者。

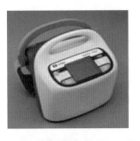
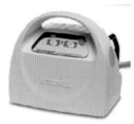
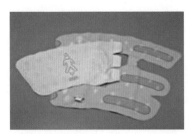
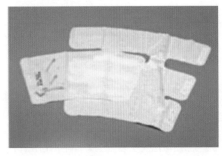
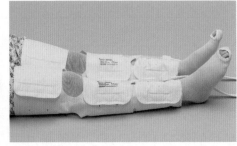

图1-33　气压式循环驱动治疗仪、附件及其使用

◎禁忌人群：严重下肢动脉硬化性缺血、下肢静脉结扎术、充血性心力衰竭、肺水肿、血栓性静脉炎、下肢局部严重病变、下肢大范围水肿、皮炎、皮肤破溃、近期行下肢皮肤移植手术后、下肢严重畸形等患者。

◎应在医护人员的指导下使用气压式循环驱动治疗仪。

◎应在患者清醒状态、肢体无感觉障碍的情况下使用。

◎使用气压式循环驱动治疗仪应从低压力开始，逐渐增加至所需的治疗压力。

◎使用过程中，应注意观察肢体皮肤颜色变化以及肢体感觉，如肢体皮肤颜色发紫、苍白，或肢体感觉异常，应立即停止使用，并咨询医护人员。

◎使用过程中肢体应自然伸直，避免弯曲引起疼痛等不适。

◎使用过程中导管接头如有损坏，应请专业人员修理，避免由于自行维修不当导致腿套过度膨胀而引发危险。

深静脉血栓的早期发现及处理

◎如出现以下症状，应及时就诊：单侧肢体肿胀、肢体沉重感、肢体疼痛、原因不明的持续性小腿痉挛、面颈部或锁骨上区肿胀、留置的静脉导管功能障碍。高度警惕深静脉血栓发生，需进一步行血液检查和血管多普勒超声检查以明确诊断。

◎如出现胸闷、胸痛、咳嗽、咯血、呼吸困难等，立即到医院就诊。

◎如出现肢体疼痛、肿胀，怀疑深静脉血栓时，禁忌按摩肢体，以免导致血栓脱落，引发肺血栓栓塞症。

◎确诊深静脉血栓后的活动程度应遵医嘱进行。肌间静脉血栓脱落风险较小，在监测血氧饱和度的情况下早期循序渐进的活动是有益的；膝部以上的股静脉血栓，以及伴随低氧症状的肺段栓塞应谨慎活动，以免血栓脱落引发致死性肺栓塞。

◎抗凝是深静脉血栓的基本治疗。确诊深静脉血栓后应遵医嘱及时进行足量和足疗程抗凝治疗，同时注意观察有无出血征象，如出现牙龈出血、便血、鼻出血、皮肤瘀斑等，及时到医院就诊。

◎出现深静脉血栓者应遵医嘱使用抗凝药物，不可自行停止或变更抗凝药物。深静脉血栓患者应接受3～6个月以上的低分子量肝素或华法林治疗，而合并肺栓塞的患者应接受6～12个月以上的抗凝治疗。对于活动性肿瘤或持续高危的患者，应考虑无限期抗凝治疗。

◎使用抗凝药物期间需根据医嘱定期检查凝血功能。

◎血栓清除后可继续使用弹力袜和气压式循环驱动治疗仪预防再次发生血栓。

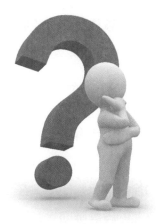

癌性伤口

　　癌性伤口是由于原发肿瘤浸润或肿瘤转移到皮肤后导致的皮肤损伤，表现为皮内癌性结节或从皮肤表面外生的癌性结节、皮肤表面开放性溃疡或腔洞。通常，癌性伤口在女性好发于乳腺癌，其次为黑色素瘤；在男性好发于黑色素瘤，其次为肺癌和结直肠癌。

　　因癌性伤口由肿瘤本身所致，因此治疗原则应是抗肿瘤治疗和伤口护理同时进行。癌性伤口能否愈合与抗肿瘤治疗有关，而规范的伤口护理可以减少局部渗液、恶臭，提高生活质量，同时预防继发感染，促进伤口恢复。癌性伤口护理是一个长期过程，患者和家属掌握相关知识和技能非常重要。

自我评估

✏ 观察皮肤或伤口，根据以下表现初步判断是否为癌性伤口（常见临床表现见图1-34）

◎伤口周围皮肤可见肿瘤结节或肿瘤皮肤侵袭的症状。

◎伤口呈蕈状、菜花状、溃疡状或腔洞。

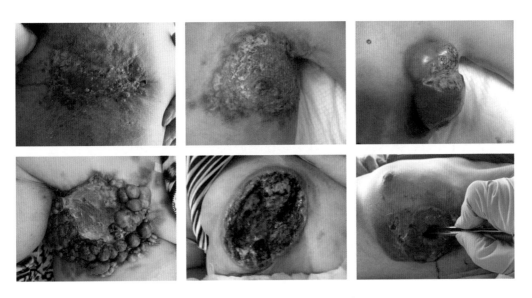

图1-34 癌性伤口的常见临床表现

✏ 有无癌性伤口伴随的症状

□局部出血　　　　　□渗液　　　　　　　□伤口周围皮肤受损

□疼痛　　　　　　　□恶臭　　　　　　　□其他

✏ 癌性伤口对生活质量的影响（0 表示没有，10 表示非常严重）

0　　1　　2　　3　　4　　5　　6　　7　　8　　9　　10

应对策略

　　根据疾病诊断和状况（咨询医护人员）评估自己是否属于高危人群，如果属于高危人群，且皮肤出现了新发的红色结节，应立即前往医院就诊明确诊断，如果诊断为癌性结节，应遵医嘱进行抗肿瘤治疗。局部结节分为以下三种情况，应对措施分别如下：

　　情况1：当皮肤出现了新发的癌性结节，尚未破溃，应采取以下措施。

　　◎穿宽松全棉的衣服，减少对皮肤结节的摩擦，防止破溃。

　　◎对于容易摩擦碰撞部位的结节，可覆盖柔软的敷料进行保护。

　　情况2：当皮肤癌性结节发生破溃时，居家期间伤口需要长期的自我护理。一般分为以下三个步骤，第一次伤口处理务必在医护人员的指导下进行。

第一步：清洗

　　◎采用常温生理盐水冲洗伤口，不要加热，以免引起伤口出血。

　　◎在伤口不出血的情况下，可用棉签或生理盐水湿棉球轻柔地擦洗伤口表面，保持伤口表面红润干净。

　　◎如果伤口表面出现黄色坏死组织或黑色痂皮，建议前往医院请专业人员进行清创处理，不建议在家自行清创。

　　◎如伤口有少量出血，可用干棉球或藻酸盐敷料压迫出血点进行止血。

第二步：预防及控制感染

◎通常癌性伤口属污染伤口，且患者伤口护理与抗肿瘤治疗同时进行，期间患者由于放化疗常出现血象降低，免疫力低下，容易继发感染，因此，预防及控制感染是伤口护理的重要内容。

◎待伤口清洗完毕后，用无菌干纱布蘸干伤口创面多余的生理盐水，可使用具有抗感染功能的银离子敷料覆盖于伤口创面或具有抗感染功能的液体敷料喷涂于伤口创面。

◎需要注意：如果是腔洞型伤口，抗感染敷料需要填塞到腔洞内，填塞时应使敷料和伤口创面紧密贴合，切不可直接覆盖在腔洞口处。液体敷料也应进行腔洞深部及腔洞壁喷涂。

◎禁止使用手纸、毛巾等未经消毒灭菌的物品覆盖伤口。

◎居家期间若体温升高，应立即前往医院。如果继发感染，遵医嘱行全身抗感染治疗。

第三步：湿性愈合

◎伤口创面湿润有助于伤口愈合，因此应避免烤灯照射，防止伤口过度干燥结痂。

◎待抗感染敷料贴合覆盖或喷涂于伤口创面后，在专业人员评估和指导下选择适合伤口状况的敷料覆盖伤口，如无菌纱布、无菌棉垫、泡沫敷料等。

◎通常情况下，伤口每3天换药一次即可。

◎当伤口渗液增多时，应适当增加外敷料的更换频率，防止渗液浸渍伤口周围皮肤。

◎当伤口渗液减少，即换药时伤口敷料干燥、渗液浸湿敷料少或没有浸湿敷料时，可在专业人员指导下适当使用伤口水凝胶敷料，有助于增加伤口湿度，促进伤口愈合。

情况3：当伤口发生如下变化时，应立即前往医院就诊。

◎伤口突然出血量增多或大量出血，纱布或棉球压迫不能止血时，考虑癌性伤口侵袭血管，引起破裂出血，应立即前往医院就诊，在就诊途中可使用大量无菌干棉球和无菌纱布进行压迫。

◎伤口清洗完毕后，如果较上次换药气味变大，伴臭味，伤口创面出现腐肉或黄色坏死组织，应立即前往医院就诊。

◎伤口换药时敷料上渗液颜色澄清提示伤口状况正常；当敷料颜色呈绿色、红色、黄色或褐色等颜色，渗液变得浑浊、黏稠时，考虑感染，应立即前往医院就诊。

◎伤口疼痛明显较前加重或突发疼痛时，应立即前往医院就诊。

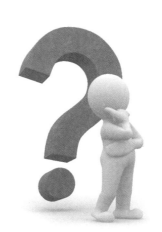

压力性损伤

知 识 小 档 案

　　压力性损伤也称压疮，是发生在皮肤和（或）皮下软组织的局限性损伤。局部受压引起的损伤最常见于卧床患者的骶尾部和足跟部，而医用器械或其他设备引起的损伤常出现在器械与皮肤的接触面。

　　皮肤的压力性损伤分为不同程度，轻者受压部位局部皮肤完好，出现压之不变白的红斑，伴有疼痛；重者受压部位可发生皮肤破溃，全层组织缺失，伴有骨骼、肌腱或肌肉的暴露，剧烈疼痛，使生活质量降低，经济压力增加，甚至延误正常治疗。因此，主动进行皮肤自我管理，对于预防皮肤压力性损伤非常重要。

自我评估

📝 **可能引起或加重压力性损伤的危险因素**

☐卧床，移动或活动能力下降　　☐控制排便能力障碍

☐感觉迟钝或功能减弱　　　　　☐高龄

☐营养不良　　　　　　　　　　☐吸烟

☐发热　　　　　　　　　　　　☐其他

📝 **每日评估受压部位，皮肤有异常表现的部位**

☐耳廓　　　　　　　　　　　　☐肩胛

☐肘部　　　　　　　　　　　　☐骶尾部

☐脊柱关节隆突处　　　　　　　☐髋部

☐踝关节　　　　　　　　　　　☐足跟部

☐坐骨结节　　　　　　　　　　☐其他受压部位

📝 **根据以下叙述评估皮肤损伤程度（压力性损伤常见临床表现见图 1–35）**

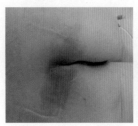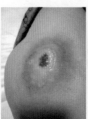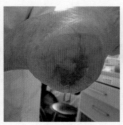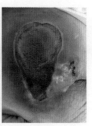

图1–35　压力性损伤的常见临床表现

☐1期：局部皮肤完好，出现指压不变白的红斑。

☐2期：部分皮层缺失，表现为浅表的开放性溃疡，创面呈粉红色，无腐肉。也可表现为完整的或破损的透明水疱。

☐3期：全层皮肤缺失，可以看到皮下脂肪，但未达骨、肌腱，可有腐肉和（或）焦痂。

☐4期：全层组织缺失，伴有骨骼、肌腱或肌肉的暴露，可有腐肉和（或）焦痂。

☐不可分期：全层组织缺失，创面基底部覆盖有腐肉（呈黄色、棕色、棕褐色、

灰色或者绿色）和（或）焦痂（呈棕褐色、棕色或黑色）。

　　□可疑深部组织损伤：在皮肤完整且褪色的局部区域出现紫色或栗色，或形成充血水疱。

应对策略

总体原则

　　◎如果有上述危险因素中的一种或多种，或皮肤出现1期压力性损伤，应主动采取以下措施防止皮肤破溃。

　　◎如皮肤压力性损伤的严重程度在1期以上，建议立即前往医院就诊，在专业人员指导下进行伤口处理，同时应用以下措施，防止损伤进一步加重。

预防措施

　　A. 体位安置与变换

　　◎卧床者：一般每2～4小时变换一次体位，包括身体各部位，尽量采用与床夹角30°侧卧位，可使用体位垫或枕垫进行支撑。

　　◎半坐卧位者：应先摇高或垫高床尾至一定高度，再抬高或垫高床头，避免在骶尾部形成较大的剪切力。避免长时间抬高床头超过30°，避免长时间半坐卧位或与床面垂直90°侧卧。

　　◎坐轮椅者：可以使用脚蹬或脚踏板来分散坐骨结节的压力，可采用前倾、斜倚、直立等多种坐姿，以减少同一部位长时间受压。若上肢强壮，可以用手支撑在扶手或坐垫上，间断将臀部抬起，保证组织的再灌注。尽量减少坐在没有减压装置的椅子上，每次最长不超过2小时。如骶尾部或坐骨处已经发生压疮，每天坐位少于3次，每次少于1小时。

　　B. 支撑面注意事项

　　◎长时间卧床可使用楔形垫、枕垫、靠垫等支撑工具来预防压力性损伤。枕垫可放置于膝盖内侧、内踝和足部。

◎终末期患者因疼痛不便翻身时，可使用充气式气垫床循环减压并减少翻身次数。

◎预防足跟部压疮，应将足跟充分抬离床面，避免将压力作用于跟腱上，减压用的枕头应足够长，可将整个小腿垫起，分散整个腿部的重量。

C. 减小摩擦力和剪切力

◎在受压部位使用薄膜敷料、水凝胶类敷料、泡沫敷料进行局部皮肤保护，均可减小卧床患者皮肤承受的剪切力，预防压疮发生（图1-36）。

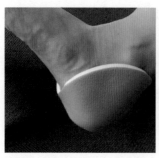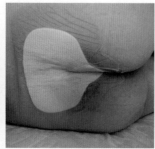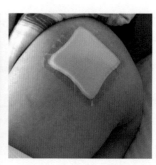

图1-36 不同受压部位敷料的使用

◎搬运困难者，可恰当使用转运辅助设备和转运技巧来减小摩擦力和剪切力，包括过床板、转移单、机械抬起装置、双人或四人抬起装置以及病床上的辅助翻身装置等。

D. 营养支持

◎压疮的严重程度与营养不良程度有关，尤其是低血清蛋白者。

◎应加强营养，包括充足的蛋白质、热量、微量元素、维生素及水分。

E. 皮肤护理

◎每天定时检查受压部位皮肤状况，尤其是骨隆突受压部位。

◎应用温水清洁皮肤，用柔软毛巾蘸干皮肤。

◎可涂抹水性润肤乳液保持皮肤的滋润，以免引起皮肤皲裂，避免使用油性护肤品。

◎禁止使用环状或圈型装置如气垫圈，因使用过程中气垫圈边缘与身体接触部位产生的高压区域会损害局部皮肤组织，促发局部压疮。

◎禁止使用烤灯照射受压部位皮肤。

◎局部按摩会导致受压部位组织发生再灌注损伤，使压疮损伤加重，不应对受压部位用力按摩，以免发生进一步损伤。

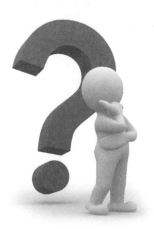

失禁性皮炎

知 识 小 档 案

失禁性皮炎是指由于尿液或粪便的直接刺激导致的皮肤损伤，是一种发生在大小便失禁者的接触性刺激性皮炎。任何年龄阶段均可发生。失禁性皮炎严重程度不同，其表现也有所不同，包括红斑、水疱、丘疹、脓疱等，严重时可出现表皮溃烂、真皮外露、液体渗出，不仅严重影响生活质量，而且增加了居家护理的负担。以下措施可有助于减轻症状，提高舒适度，预防并发症。

自我评估

🔖 **可能引起或加重失禁性皮炎的因素**

☐长期卧床　　　　　　　　　☐无法自理

☐频繁尿失禁　　　　　　　　☐频繁便失禁

☐皮肤状况差（例如高龄、使用激素、糖尿病等）

☐发热　　　　　　　　　　　☐营养状况差

☐药物（抗生素、免疫抑制剂）　☐认知能力降低，不能及早感知

🔖 **发生部位**

☐会阴或生殖器周围　　　　　☐肛周皮肤

☐臀部　　　　　　　　　　　☐两侧腹股沟褶皱

☐大腿内侧　　　　　　　　　☐其他

🔖 **有以下不适及皮肤表现**

☐皮肤红斑　　　　　　　　　☐水疱、大疱、丘疹

☐皮温高　　　　　　　　　　☐疼痛或刺痛、瘙痒、烧灼感

☐异常分泌物　　　　　　　　☐其他

🔖 **失禁性皮炎对生活质量的影响（0 表示没有，10 表示非常严重）**

```
0    1    2    3    4    5    6    7    8    9    10
```

🔖 **根据以下描述判断失禁性皮炎的严重程度（图 1-37）**

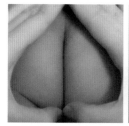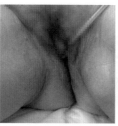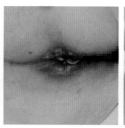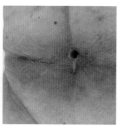

图1-37　失禁性皮炎的临床表现

□ 0级：皮肤完好，与身体其他部位皮肤比较无差别。

□ 1级：皮肤完好，但轻度发红和不适。

□ 2级中度：发红，皮肤剥脱，大小水疱或小范围皮层受损，伴有疼痛或其他不适。

□ 2级重度：皮肤变暗，呈深红色，大面积皮肤剥脱受损、水疱或渗出。

应对策略

自我评估有无卧床、大小便失禁等风险因素，积极采取措施，预防失禁性皮炎的发生。如果已经出现失禁性皮炎的表现，应采取正确处理措施，预防损伤进一步加重，促进愈合。

第一步：处理失禁，避免尿液或粪便与皮肤接触

◎自我评估以明确大小便失禁发生的原因，如尿路感染、腹泻、使用利尿剂等，积极治疗病因。

◎制订自我护理计划，采取措施中断失禁的尿液和粪便与皮肤的接触。

◎注意观察，一旦有尿液和粪便接触皮肤，立即清除。

◎外出或坐在椅子上时，可使用成人纸尿裤。

◎尿失禁者可使用收集尿液的产品，如吸收性好的尿垫；男性尿失禁者可选用外接尿管或避孕套进行尿液收集；也可根据具体情况考虑留置导尿管。

◎便失禁者，如果是水样便，可使用外接引流管、外用粪便袋（类似于造口袋）粘贴肛门处，以及时收集粪便。使用皮肤保护膜等方法也可保护会阴部皮肤免受粪水侵蚀。

◎可在特定时间或在特定活动后训练定时排尿和排便。

第二步：清洗皮肤，减少皮肤暴露于排泄物中

◎每天或在每次便失禁之后清洗局部皮肤。

◎力度温和，尽量减少摩擦，避免用力擦洗皮肤。

◎选择温和、pH接近正常皮肤的清洗液，推荐使用免冲洗皮肤清洗液、专门用于失禁护理的含有清洗液的一次性湿巾。避免使用普通碱性肥皂。

◎有条件的话也可使用柔软的一次性无纺布。

◎清洗之后可直接用柔软的干毛巾蘸干而不是擦干皮肤上的水，减少摩擦。

第三步：保护皮肤，减少刺激，促进愈合

◎经评估，如果存在发生失禁性皮炎的高风险因素，或已经出现失禁性皮炎，可使用皮肤保护粉和保护膜进行处理。

◎皮肤保护粉含有羧甲基纤维素钠成分，具有良好的吸收能力，可使皮肤保持干爽。皮肤保护膜喷涂后形成一层膜状物，起到隔离的作用，保护皮肤免受排泄物的浸渍和损伤（图1-38）。

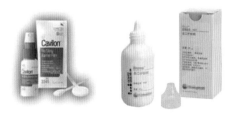

图1-38　皮肤保护粉和皮肤保护膜

◎联合应用皮肤保护粉和保护膜，主要有两种方法：

◎方法1：清洗-抹干-喷膜

◎方法2：清洗-抹干-涂粉-喷膜-30秒后-再喷膜

◎涂粉和喷膜的次数视失禁程度和皮肤情况而定。当失禁程度处于0级和1级时，可以采用方法1；当患者年龄较大、营养不足、皮肤情况差时，可以采用方法2加强保护；当失禁性皮炎程度处于2级时，采用方法2进行处理。

◎当失禁性皮炎合并感染，在使用皮肤保护粉和保护膜进行处理时，可遵医嘱加抗感染治疗。

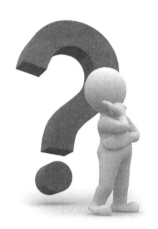

跌倒

知 识 小 档 案

　　肿瘤患者因疾病及治疗的特殊性而成为容易跌倒的高风险人群，例如合并贫血、疲乏、使用利尿剂或镇静剂等因素。患者跌倒后可能会造成组织损伤、疼痛、出血，甚至骨折，从而导致活动能力受限，继发一系列并发症，严重影响生活质量。

　　跌倒通常是在许多因素综合作用下发生的，包括自身的身体状态、外在的环境设施等。全面评估跌倒的风险因素，主动采取各项防范措施，是居家护理的重要内容。

自我评估

🖊 **可能引起或增加跌倒风险的个人因素**

☐高龄　　　　　　　　　　　☐视觉障碍

☐体位改变过快，如突然坐起、下地、下蹲站起

☐活动、感觉、自理能力受限或步态不稳（严重关节炎、足畸形、退行性病变、帕金森病、小脑功能障碍、脑卒中后遗症、肌无力、偏瘫、疼痛等）

☐行走匆忙　　　　　　　　　☐注意力不集中

☐情绪不稳定　　　　　　　　☐高估自理及活动能力

☐睡眠障碍　　　　　　　　　☐认知受损

☐有跌倒、晕厥史

🖊 **可能引起或增加跌倒风险的环境因素**

☐地面湿滑，尤其是卫生间、洗手池、厨房

☐地面不平，尤其是台阶和门槛　☐光线昏暗

☐物品摆放位置不合理　　　　☐床体过高

☐无坐式或床旁便器　　　　　☐没有床档

☐衣物过长　　　　　　　　　☐鞋大小不合适、不防滑

🖊 **可能引起或增加跌倒风险的疾病和治疗相关因素**

☐肿瘤脑转移

☐肿瘤骨转移、骨质疏松

☐乏力（因疲劳、营养不良、贫血、部分慢性疾病等）

☐放化疗引起恶心、呕吐、腹泻、低血压、肢体麻木、下肢无力、倦怠、反应迟缓、认知能力下降等不良反应

☐使用阿片类止痛药、降压药、利尿剂、脱水剂、抗惊厥药、缓泻药、解热药、镇静剂及精神类药物

☐排便次数增多或失禁

☐尿频、尿失禁

☐剧烈咳嗽

□疼痛

□携带引流管路

□癫痫发作、糖尿病、高血压、眩晕、心脑血管疾病、神经系统疾病等

应对策略

预防措施——个人因素

◎年老体弱、活动不便、视力障碍、基础疾病较多者，活动时应有人陪伴。

◎步态不稳者建议使用助行器，如手杖、轮椅等，行走速度不应过快。

◎上、下轮椅前要确定车轮锁好，防止轮椅滑动导致跌倒（图1-39）。

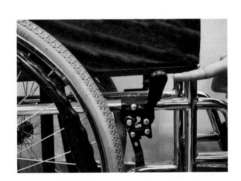

图1-39　固定轮椅

◎生活不能自理、活动受限者应将生活常用物品放置在方便拿取的位置。

◎坐起或站起等体位改变时速度不宜过快、动作不宜过猛，深蹲时间不宜过长，防止直立性低血压导致的跌倒。起床时可遵循三部曲，即每次醒来平卧30秒、坐起30秒、站立30秒后再行走，减少因体位快速改变带来的眩晕不适。

◎如出现眩晕等不适，暂缓体位改变或停止活动，可先坐下，避免跌倒。

◎睡觉前如厕排尿，减少夜间如厕的次数。

◎保证充足的睡眠时间及良好的睡眠质量。

◎正确评估自己的活动能力，做到不高估逞强、不盲目坚持。

◎加强适宜的体能训练，增加肌力及肌肉的柔韧性，使步态平稳、保持平衡力、增加灵活性、减少反应时间，但运动应量力而行，循序渐进。

预防措施——环境及物品因素

◎提供合适的生活环境，注意台阶与门槛。

◎日常用物摆放合理，插线板位置放置适宜，清除活动区域障碍物，如有不可避免的风险区域，可粘贴明显的温馨提示牌。

◎床体不宜过高，以脚能着地为宜；安装床档协助起床。

◎走廊、卫生间应安装扶手。

◎保持地面干燥、平坦，浴室应放置防滑垫。

◎日间光线应充足，夜间可使用床头灯、夜光灯或手电筒等光源，防止因光线过暗造成跌倒。

◎穿着大小合适且底部防滑的鞋，避免跌倒。

◎穿着长短合适的裤子或裙子，避免因裤腿或裙摆过长被绊倒。

◎年老体弱者沐浴时可采取坐位，避免长时间洗热水澡。

◎年老体弱、活动不便、频繁如厕者家中安装坐便器或准备床旁便器，以减少出入卫生间次数及长时间蹲位的不适感。

预防措施——疾病和治疗相关因素

◎肿瘤患者因肿瘤消耗、营养吸收障碍、出血等原因易出现贫血，患者会感到疲倦无力、虚弱、呼吸困难及活动能力下降，增加了跌倒的风险。除了采取预防跌倒的基础措施外，还应针对病因治疗，同时积极改善营养状态，必要时可咨询医生或营养师合理用药及使用代餐产品。

◎伴随疼痛的肿瘤患者可能因为疼痛造成睡眠不足、感知觉障碍、步态不稳、反应减慢，从而增加跌倒的风险。应进行规范的止痛治疗，有效控制疼痛。

◎肺癌患者常伴随剧烈咳嗽、上腔静脉综合征等情况，易引发脑缺血、缺氧，导致眩晕、平衡能力下降而跌倒。呼吸功能较差者可行家庭吸氧，咳嗽症状较重、痰液黏稠者可应用止咳祛痰药物、家庭雾化吸入。咳嗽时可先坐下，以免跌倒。

◎肿瘤脑转移患者易发生颅内压增高、头痛、呕吐、视觉障碍，甚至意识障碍、呼吸暂停等现象，从而增加跌倒风险。因颅内压增高频繁呕吐的患者，应在床旁放置容器以减少去卫生间的次数，必要时遵医嘱行降颅内压治疗。

◎肿瘤骨转移患者因骨质破坏导致骨质疏松等原因，使运动能力下降、肢体活动不灵活而容易跌倒，因此骨转移患者活动时应特别注意，建议使用辅助器具，既保证活动安全，又能减少病变部位负重。

◎肿瘤患者放化疗尤其是多疗程治疗后会出现很多不良反应。恶心、呕吐者应清淡饮食、合理膳食，床旁准备容器，以减少往返卫生间次数；使用利尿剂及腹泻者，建议使用坐便器或床旁便器，防止因体力不支发生跌倒；手足麻木者行走不宜过快，可手扶物体或使用手杖等。

◎肿瘤患者化疗后骨髓抑制导致全血细胞减少，患者免疫力低下，常感肢体酸软、头晕乏力、视物模糊、低热等不适，升白细胞治疗后容易导致发热、头晕、周身酸痛等症状，增加了跌倒的风险。期间应多饮水、注意休息、适量活动、减少外出，注意安全。

◎携带管路者活动时应固定好管路位置，避免牵拉或被管路绊倒。

◎肿瘤患者易产生恐惧、焦虑的情绪，陪伴者的亲情关怀非常重要，做好跌倒防范措施和心理准备，增加安全行走信念，降低跌倒风险。

◎高血压、糖尿病、心脑血管疾病等慢性疾病患者，应按时、正确服用药物，避免因指标过高或过低带来不适造成的跌倒。糖尿病患者应随身准备糖果，血糖过低时可口服缓解。

◎使用药物时应仔细阅读说明书，使用可能增加跌倒风险的药物时应注意活动安全。如服用镇静、安眠、阿片类止痛药物者出现瞌睡时应卧床休息，未清醒时不宜下床活动；服用降压药物后应休息30分钟再活动，不要频繁过快地改变体位；服用解热药物者大量出汗可能导致虚脱，活动宜慢，如厕应有人陪同；使用利尿剂者需频繁如厕时应注意安全，必要时在床边或床上使用便器，以减少跌倒的潜在风险。

◎有跌倒史者再次出现跌倒的概率会增高，有晕厥史、癫痫病、脑卒中后遗症等疾病的患者可能会因为突然意识丧失发生跌倒，应特别注意，活动时要有人陪同。

跌倒后的处理

◎发生跌倒后，应先就地安置，不要随意搬动或自行起身，避免造成二次伤害。

◎检查跌倒者的受伤程度、部位、疼痛情况及意识状态。

◎当存在较大的擦伤或割伤时，建议先使用清洁的毛巾等物品覆盖，再及时到医院消毒包扎处理。

◎当手臂或脚踝骨折时，可用木板、杂志、厚纸板等不容易折断的物品作为夹板，用毛巾等物品扎紧，固定在骨折处。如伤者肘关节可以弯曲，应将受伤的手臂用绷带或者毛巾悬挂置于胸前，再用另一条绷带将悬挂的手臂固定在前胸，并及时送医。

◎当出现腰背疼痛、脚麻无力或大腿部疼痛、无法活动时，提示可能损伤了脊柱或髋部骨折，此时不可移动伤者，及时拨打120急救电话请专业人员协助搬运。

◎当磕碰到头部，患者出现恶心、呕吐、头痛、头晕甚至意识丧失时，不可移动伤者，及时拨打120急救电话去医院检查治疗。

◎因一过性意识不清、头晕引起跌倒时，应予以重视，建议去医院进行相关检查。

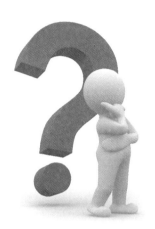

营养不良

知识小档案

　　人体必需的营养物质包括糖类（碳水化合物）、脂质、蛋白质、维生素和无机盐（矿物质）等。当营养物质摄入不足、过量、比例异常、与机体的营养需求不协调时，就会出现体重减轻、肌肉丢失及质量下降、脂肪丢失等，即为营养不良。肿瘤患者由于疾病和治疗的特殊性，极易出现营养不良，而合并营养不良可降低机体抵抗力，增加手术并发症，降低患者对放化疗毒性反应的耐受力，不仅影响生活质量，而且影响了抗肿瘤治疗效果。因此，应早期发现营养不良的风险，通过综合干预措施改善营养状态，提高生活质量。

自我评估

➤ 一些肿瘤容易合并营养问题，肿瘤原发部位

☐ 头颈部　　　　　　　　　☐ 食管、胃

☐ 胰腺、小肠　　　　　　　☐ 肝、胆道

☐ 肾、卵巢、子宫　　　　　☐ 其他

➤ 有无以下营养相关问题

（1）体重情况

☐ 体重指数<18.5 kg/m^2 ［体重指数=体重（kg）÷身高的平方（m^2）］

☐ 3个月内体重下降超过5%

（2）进食情况

☐ 食欲不好，进食减少

☐ 食物类型改变，只能进软食、半流食（粥、疙瘩汤等）、流食（汤、牛奶、营养液等），或者无法进食。

（3）有无以下消化道不适症状

☐ 恶心、呕吐　　　　　　　☐ 腹泻

☐ 口腔溃疡、口干　　　　　☐ 吞咽困难

☐ 食物无味或进食有异味　　☐ 严重的龋病

☐ 进食疼痛

（4）活动能力

☐ 工作减少　　　　　　　　☐ 不想或者不能起床活动

☐ 只能从事轻体力活动或轻量运动，如散步减少

（5）血液相关指标

☐ 血浆蛋白如白蛋白、前白蛋白等减少　　　☐ 维生素及矿物质缺乏

☐ 肌酐减少　　　　　　　　☐ 淋巴细胞减少

应对策略

营养干预应当在专业人员如营养师的评估和指导下进行。营养支持可分为以下5个阶梯，通常，如果营养支持措施应用3～5天不能满足60%的目标能量需求，应选择更高一阶梯措施。

第1阶梯：饮食调整。

第2阶梯：在饮食调整的基础上补充口服营养制剂。

第3阶梯：无法进食时，通过口服或者管饲的方式，如经鼻胃/空肠管、胃/空肠造瘘补充营养制剂。

第4阶梯：当经消化道补充营养制剂不能完全满足需求时，还需要经静脉途径补充营养制剂。

第5阶梯：当经消化道无法进行营养补充时，完全依靠静脉途径进行营养支持。

◎在家中准备体重计，每周测量体重并记录。若发现体重快速下降，应当及时到营养科就诊。

◎对于厌食者，可少量多餐，两餐之间可考虑加牛奶。可在医生指导下使用增加食欲的药物。

◎若因疼痛、吞咽困难、口腔黏膜炎、便秘、腹泻等原因造成营养问题，应及时就诊治疗相关问题。

◎注意膳食合理平衡，蛋白质、脂质和糖类的能量供应分别占总能量的12%～15%、25%～35%、55%～65%，多进食含优质蛋白质的食物，包括肉、蛋、奶、豆制品等。多进食新鲜蔬菜和水果，补充适量的膳食纤维、维生素及矿物质。可尝试记录膳食日记，包括一周的进食种类及数量，并带到营养门诊请专业人员进行指导。

◎长期营养摄入严重不足者，在补充营养时不能突然增量，应当在专业人员指导下循序渐进，逐渐增加营养，在5～7天内逐渐增加需要补充的营养量直到达到目标热量，并且补充维生素和含钾、磷较多的食物如肉类、土豆、蘑菇等。同时需要监测电解质情况及液体摄入情况。若在增加营养量的过程中出现乏力、心悸、血压降低、四肢麻痹或震颤、腹泻、便秘等症状，应及时就诊。

◎对于肌肉减少或蛋白质丢失较快者，在无肝肾功能禁忌的情况下可遵医嘱补充乳清蛋白或者乳铁蛋白等优质蛋白质，并适当增加运动量。

◎营养不良者应进行有计划、有规律、能耐受的锻炼，如大步走、健身操等，与营养补充相结合能够起到预防肌肉丢失、提高免疫力的作用。

◎由于恶心、疼痛、疾病、治疗等原因导致摄入营养不足时，可遵医嘱通过口服、管饲、静脉等方法补充营养制剂。

◎对于无法通过口服或者管饲的方式进行营养支持的患者，需要通过静脉的方式来进行营养制剂的输注，应定期就诊，对中心静脉管路进行维护，防止污染（见第三篇）。

◎如果因静脉营养输注出现发热、寒战、输液管路周围皮肤红肿发硬、血糖升高或降低，应及时就诊。

◎经鼻胃管或胃造瘘进行喂养患者的护理要点详见下面框中内容。

居家管饲护理要点

◎在家中进行管饲营养液者，在管饲中及管饲结束2小时内不能平躺，应将上身抬高至少30°，避免误吸。在进食后可以下床活动，促进胃肠排空。

◎在进行管饲前，应判断喂养管是否在位。如果是鼻胃管，有三种方法可以协助判断鼻胃管前端是否在位：①打开胃管远端喂食处封闭的盖子，放入水中，让患者一呼一吸3～5个循环，看是否有气泡溢出，如果看到有气泡随着呼吸有规律地溢出，说明胃管前端进入呼吸道，需要立即停止喂食并就诊；②用注射器从胃管往外可抽取出胃液或残余食物，说明胃管在位；③可以戴上听诊器，将体件放在上腹部，同时用注射器在胃管内快速推注空气（10~20毫升），听胃部是否有气泡经过液体的声音。

◎对于有过剧烈呕吐或咳嗽等可能出现胃管脱出的患者，或者意识模糊、对咳嗽反射减弱的患者，尤其要加强对管路是否在位的检查。如果是鼻空肠管、经皮胃造瘘或空肠造瘘，则需要在推注前看管路有无脱出的现象（如外露管路变长），推注的时候观察造瘘周围皮肤有无液体流出。

◎管饲者推注营养制剂时速度不能过快，通常为30毫升/分钟，每次250~400毫升，营养制剂应加温至 35~40 ℃，以免引起胃肠道不耐受。

◎营养制剂使用前应检查有无变质，液体制剂通常在室温下打开24小时内有效。

◎在推注食物及药物后，应当对管路进行充分冲洗，避免堵塞，保持管路通畅。在冲洗时可以使用含气的小苏打水冲洗，有助于减少管路的堵塞。使用注射器冲洗，推注时快速一推一停脉冲式冲洗效果更好。

◎如果在经口服或管饲进行营养支持的过程中出现发热、腹泻、恶心呕吐、便秘、腹部肌肉紧张、喂养管脱落、喂养管堵塞等情况，应及时就诊。

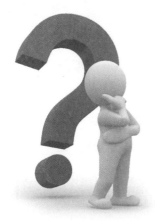

焦虑

知 识 小 档 案

　　焦虑是肿瘤患者常见的症状之一，它是一种处于应激状态下的正常情绪反应，表现为内心紧张不安、预感到似乎要发生某种不好的事情，属于防御性心理反应，多数不需要医学处理。但如果焦虑持续过久或加重，则可能发展成为焦虑障碍，症状痛苦，持续存在，影响日常功能，并可导致异常行为。因此应及早发现，及时疏导，恰当应用药物和非药物措施，积极应对。以下措施应在病情允许的前提下使用。

自我评估

✏ **以下符合我的情况**

□感到苦恼　　　　　□感到担忧和害怕　　　□不能集中注意力

□坐立不安　　　　　□情绪低落、易激惹　　□入睡困难或早醒

□胸闷、憋气　　　　□食欲不振　　　　　　□恶心、腹泻

□其他

✏ **可能引起或加重焦虑的原因**

□躯体症状如疼痛、呼吸困难、恶心等得不到有效控制

□乏力，什么也做不了，挫折感

□不确定自己的疾病状况及预后

□担心疾病诊断或疾病进展

□治疗周期长，不知道什么时候能完成

□害怕做某一项检查和治疗，如胃镜、手术、穿刺等

□担忧治疗相关的交通、住处、费用、家人陪同等问题

□担心家里老人或孩子无人照看

□担心失去工作和收入来源

□担心可能离世

□其他

✏ **焦虑程度**

```
0    1    2    3    4    5    6    7    8    9    10
|----|----|----|----|----|----|----|----|----|----|
```

不感到焦虑　　　　　　　　　　　　　　　　　　极度焦虑

应对策略

◎焦虑是一种应激状态下的正常情绪反应，多数不需要医学处理，但应及时疏解，找到焦虑的原因很重要。

◎感到焦虑不安时，坐下来，拿起一个本子和笔，把所有担心的事情从最担心的到最不担心的按照顺序逐一列出来。

◎肿瘤患者的应激主要来自于疾病和治疗，因此无论医护人员还是家属都应允许他们了解当前的疾病状况，并征询和尊重他们的意愿参与治疗安排。

◎应对焦虑，家人的心理精神支持非常重要，主动倾听患者的担忧和困扰，疏解情绪，共同商量对策，把可行的解决方案列出来对缓解焦虑会有所帮助。

◎针对担忧的事情制订对策时应做好两手准备。例如尚未拿到检查结果非常担心疾病诊断，这时候制订对策应考虑到各种可能的情况，做出假设和应对计划。

◎病程较长的患者常会抱怨家人不关心自己，其实很多时候您的家人只是不知道如何表达，多沟通有助于家庭成员的相互理解和支持。

◎抗肿瘤治疗是一个长期过程，应以平和的心态面对，长期专注于诊疗事宜会加重疲惫和焦虑。要知道疾病不是生活的全部，在病情允许的前提下还应主动参与家庭事务，与家人分享生活的乐趣。

◎晚期疾病患者常会想到疾病进展或总有一天要离世，就会情绪低落、烦躁不安。一些书籍可能对您有所启发和帮助，例如《天蓝色的彼岸》《追逐日光》《最后的演讲》等。

◎可尝试放松训练，如静思、祈祷、瑜伽或冥想等。

◎可尝试专注于自己感兴趣的事情，如阅读、听音乐、画画、聊天、照顾花草等。

◎如果焦虑影响到睡眠或日常生活，应及时就医，在专业人员的指导下接受抗焦虑治疗。

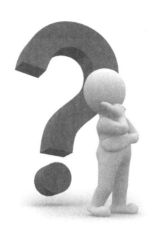

失眠

知 识 小 档 案

　　失眠指因睡眠时间和（或）睡眠质量不足而影响了日间功能活动的一种主观体验。可表现为入睡困难（入睡时间超过30分钟）、睡眠表浅、频繁醒来（≥2次）、早醒、多梦，白天感到疲乏、犯困、萎靡等一系列症状。失眠是肿瘤患者常见的症状之一，可以由多种因素引起，包括疾病、治疗用药、检查、环境改变以及心理精神压力等。长期失眠不仅让患者感到疲乏无力、情绪低落，还可能导致免疫功能降低、神经内分泌等功能改变，严重影响生活质量，需要高度重视。

自我评估

✎ **过去 2 周内我的睡眠情况**

1. 难以入睡的程度

无	轻微	中等	严重	非常严重
0	1	2	3	4

2. 睡眠状态难以持续的程度

无	轻微	中等	严重	非常严重
0	1	2	3	4

3. 清晨醒来太早的困扰程度

无	轻微	中等	严重	非常严重
0	1	2	3	4

4. 您对自己目前睡眠情况的满意度

非常满意	满意	意见中立	不满意	非常不满意
0	1	2	3	4

5. 您的睡眠问题影响日常生活的程度（如：白天的疲惫、处理工作或日常事务的能力、专注能力、记忆力、情绪）

完全没影响	有点影响	相当影响	很大影响	极其影响
0	1	2	3	4

6. 睡眠问题使您的生活质量受到影响，您认为家人觉察到的明显程度

完全不明显	有点明显	相当明显	很明显	极其明显
0	1	2	3	4

7. 对于您目前的睡眠问题，您感到担心、苦恼的程度

完全不担心	有点担心	相当担心	很担心	极其担心
0	1	2	3	4

注：量表的使用已得到原作者授权。得分越高表示失眠越严重，其中：总分0～7分表示无失眠，8～14分表示亚临床失眠，15～21分表示中度失眠，22～28分表示重度失眠。

✎ **可能引起或加重失眠的因素（咨询医护人员）**

□ 疼痛　　　　　　　　　　　□ 喘憋

□ 恶心、呕吐　　　　　　　　□ 腹泻

□ 腹胀　　　　　　　　　　　□ 尿频

□ 不明原因的焦虑　　　　　　□ 担心某件事如住院、复查结果等

□ 期待亲友的到来　　　　　　□ 没完成的工作

□ 情绪激动　　　　　　　　　□ 睡眠时间不规律

□ 使用药物：哌甲酯、氨茶碱、柔红霉素、地塞米松、甲泼尼龙

□ 睡前饱食、吸烟、饮酒、喝咖啡、喝浓茶等

□ 其他

应对策略

◎自我评估失眠的严重程度，如果得分不超过7分则采取以下自我护理措施；如果超过7分，建议到睡眠门诊就诊，接受系统治疗。

◎由疾病或治疗引发的躯体症状，如咳嗽、疼痛、呼吸困难等原因导致失眠的患者，应及时就诊，积极控制症状。

◎化疗期间用于预防过敏反应或预防呕吐的地塞米松、甲泼尼龙等药物也可引起失眠，期间可恰当应用非药物护理措施，必要时遵医嘱服用镇静催眠药。

◎睡前2小时应避免进咖啡、浓茶、吸烟、饮酒等。

◎白天适当运动，睡前避免剧烈运动。

◎睡前不要进食大量食物或不易消化的食物。

◎睡前不做容易让人紧张或兴奋的脑力劳动、看情节惊险的书籍及影视节目等。

◎卧室环境应安静、舒适、光线及温度适宜。

◎保持规律的作息时间，不熬夜，不睡懒觉；白天可小憩，但睡眠时间不宜过长。

◎尝试应用一些松弛疗法来缓解紧张、焦虑情绪，如渐进性肌肉放松、腹式呼吸训练、冥想、听轻音乐等。

◎尽量在有睡意时才上床；如果卧床20分钟不能入睡则应起床离开卧室，等有睡意时再返回卧室睡觉；不要在床上做与睡眠无关的活动，如进食、看电视、思考问题等。

◎保持合理的睡眠期望，不要把所有问题都归咎于失眠；保持自然入睡，避免过度主观的入睡意图（强行要求自己入睡）；避免过分关注睡眠，不因一晚没睡好就产生挫败感。

◎可在医生指导下使用微电流刺激仪等仪器改善睡眠。

◎可在医生的指导和监测下使用改善睡眠的药物。

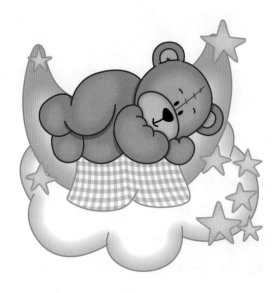

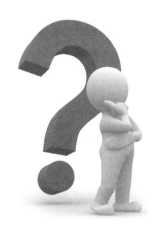

高钙血症

知 识 小 档 案

　　临床上将血清钙浓度大于2.75 mmol/L（11 mg/dl）称为高钙血症。高钙血症多见于乳腺癌骨转移和多发骨髓瘤患者，也可见于肺鳞状细胞癌、头颈部恶性肿瘤患者。常见表现包括疲乏、嗜睡、恶心、多尿及意识恍惚。高钙血症为肿瘤相关急症，如不及早治疗，可能导致肾功能损害、昏迷，甚至危及生命，因此应早期识别，早期干预。

　　高钙血症的治疗原则包括：补液、扩充血容量，降低血钙浓度，促进钙排出，减少破骨细胞活动，抑制肾小管对钙的重吸收等。

自我评估

✎ **有无以下危险因素（咨询医护人员）**

□ 多发骨髓瘤   □ 乳腺癌骨转移

□ 肺癌骨转移   □ 前列腺癌骨转移

□ 淋巴瘤   □ 甲状旁腺功能亢进

□ 其他

✎ **有无以下不适症状**

□ 骨痛加重   □ 皮肤瘙痒

□ 出现脱水，导致体重减轻   □ 恶心、便秘、腹痛等

□ 尿频、夜尿增多、烦渴等   □ 疲乏、嗜睡

□ 烦躁、意识混乱、谵妄   □ 其他

应对策略

◎ 自我评估如出现疑似高钙血症的相关症状，应及时就医。

◎ 饮食应限制高钙食物如奶制品的摄入。

◎ 不可自行补充钙剂、维生素D等。

◎ 应多饮水，补充足够的水分，多排尿，促进钙的排出。

◎ 静脉水化治疗的患者应每日记录24小时液体出入量，保证尿量不少于2000毫升，如果尿少，及时通知医生。

◎ 每日监测体重并记录。

◎ 遵医嘱每日监测血钙浓度。

◎ 应用利尿剂的患者如厕时应注意安全，避免跌倒。

◎ 高钙血症患者容易合并便秘，应积极采取预防措施（见便秘章节）。

◎ 伴有骨痛的患者，每日评估疼痛强度，遵医嘱服用止痛药（见疼痛章节）。

◎使用双膦酸盐制剂（如唑来膦酸、伊班膦酸）的患者可能出现发热，如果体温未超过38.5 ℃，可采用物理降温，同时卧床休息、保暖、多喝水。如果体温超过38.5 ℃，需及时告知医生，遵医嘱进行退热治疗。

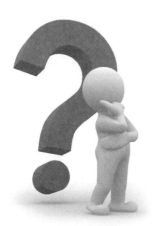

脊髓压迫症

知 识 小 档 案

　　脊髓压迫症是指病灶压迫脊髓或神经根，从而引起脊髓水肿、变性及坏死等病理变化，最终导致脊髓功能丧失的临床综合征。最常见的首发症状是疼痛，早期常出现持续的、进行性的、放射性的颈部和背部疼痛，躺下伸直腿并抬高、打喷嚏或咳嗽时可加重，用镇痛药物可部分缓解。此外，还会出现虚弱、平衡失调、麻木、刺痛、冰冷、便秘、性功能障碍等。脊髓压迫症属肿瘤相关急症，具有起病急、发展迅速的特点，如果治疗不及时常会引起不可逆的神经功能损害，出现截瘫、排尿排便困难。掌握居家护理知识和技能有助于早期发现病情变化、缓解痛苦症状、预防并发症。

自我评估

✎ **有无以下症状**

　　□颈部和背部疼痛

　　□疼痛在以下情况会加剧：仰卧位、紧张、焦虑、咳嗽、打喷嚏、屈颈

　　□尿失禁或尿潴留

　　□运动功能减退或失调：下肢无力、站立不稳、瘫痪

　　□感觉功能减弱或异常：对冷、热、针刺等刺激反应减弱或异常敏感

　　□其他

✎ **自理能力**

　　□完全自理　　　　　　　□部分不能自理

　　□完全不能自理

✎ **需要协助的活动**

　　□行走　　　　　　　　　□如厕

　　□坐起　　　　　　　　　□翻身

　　□排便排尿　　　　　　　□沐浴

　　□其他

应对策略

早期发现，早期治疗

　　◎进行连续自我评估，如出现疼痛、感觉和运动功能障碍、尿失禁或尿潴留、性功能障碍等考虑脊髓压迫的症状时，应立即就诊。

　　◎脊髓压迫症患者行抗肿瘤治疗期间应积极控制相关不适症状。

缓解痛苦症状，预防并发症

　　◎每日评估疼痛部位、强度、性质等，遵医嘱服用镇痛药物，自我护理措施见疼痛章节。

◎如出现运动功能减退或失调，下床活动、如厕、外出时应有家人陪同，避免跌倒。

◎家属应协助做好生活护理，满足日常自理需求。

◎可配备方便卧床患者使用的洗浴设备，如可移动的床、转运患者的器具、专用洗头槽等。制订计划，由家属协助患者洗浴，保持身体清洁舒适。

◎卧床期间积极采取措施预防便秘，见便秘章节。

◎卧床期间保持肢体处于功能位，避免造成关节挛缩、变形或失用。措施见压力性损伤章节。

◎卧床期间至少每2小时翻身一次，可使用防压疮气垫床，避免受压部位皮肤损伤。

◎翻身或变换体位时，应做轴式翻身，保持身体纵轴呈一直线，避免因身体扭曲、旋转而加重脊髓损伤。

◎在医护人员的指导下有计划地进行康复功能锻炼，预防肌肉萎缩。

◎如果出现尿潴留，请及时到医院就诊，必要时需留置导尿管。如出现尿失禁，护理措施见失禁性皮炎章节。

◎应了解脊髓压迫症患者放疗后疼痛通常在治疗结束10天后逐渐缓解，请放松心情配合治疗。

◎家属应做一个陪伴照顾的详细时间表，按照时间表实施各项照顾措施，以免因遗忘某些事情，使患者产生挫折感和被遗弃感。

◎鼓励家属多陪伴，家人的心理精神支持对于患者超越痛苦、维持希望非常重要。

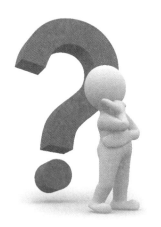

上腔静脉综合征

知 识 小 档 案

　　上腔静脉综合征是上腔静脉或其周围病变引起上腔静脉完全或不完全性阻塞，导致经上腔静脉回流到右心房的血液受阻，从而表现为上肢、颈部和颜面部水肿，以及上半身浅表静脉曲张的一组临床综合征。多见于纵隔的原发或转移瘤、气管内肿物、淋巴瘤、肺癌、局部进展期甲状腺癌等。此外，良性病因如深静脉血栓引起上腔静脉阻塞也可出现这些临床表现。上腔静脉综合征症状严重程度与上腔静脉阻塞的程度有关，属肿瘤相关急症，需及时就医。

自我评估

✎ 有无以下高危因素（咨询医护人员）

□ 病变累及纵隔的恶性肿瘤，如肺癌、乳腺癌、淋巴瘤等

□ 有中心静脉导管（PICC / CVC / 输液港）

□ 体内植入起搏器

□ 纵隔放疗史

□ 其他：如真菌感染、纵隔纤维化、良性肿瘤、主动脉瘤等

✎ 有无以下不适症状

□ 呼吸困难或呼吸急促　　　　　　　　□ 干咳

□ 声音嘶哑，偶有吞咽困难　　　　　　□ 眼结膜和颜面部水肿

□ 头颈部、上肢肿胀，平卧时加重，坐位或站立时症状减轻或缓解

□ 胸部、颈部静脉扩张

□ 前胸有逐渐加重的皮肤青紫

□ 头痛、视觉障碍、视物模糊、头晕，甚至晕厥

□ 易怒或精神状态发生改变

□ 眼睑下垂、瞳孔收缩，有时伴随同侧脸出汗减少

应对策略

◎ 自我评估症状，如可疑合并上腔静脉综合征，应及时就医。

◎ 取半坐卧位或高枕卧位有助于缓解呼吸困难。

◎ 有条件的情况下可持续低流量吸氧。

◎ 建议低盐饮食，避免加重水肿。

◎ 记录24小时液体出入量，尤其是使用利尿剂的患者。

◎ 每日测量空腹体重及上臂围和颈围，并记录。

◎ 穿宽松衣服，不佩戴首饰，如耳环、项链。

◎保持床单位清洁，及时更换衣物。

◎保持口腔、皮肤、肛周及会阴部清洁，及时清洁眼角分泌物，避免眼结膜感染。

◎伴有咳嗽、痰液黏稠不易咳出者，应多喝水，练习有效咳嗽的方法，必要时遵医嘱进行雾化吸入及化痰治疗。

◎接受抗凝治疗的患者，观察有无皮肤瘀斑、牙龈出血、鼻出血、泌尿道或消化道出血征象。

◎接受类固醇激素治疗的患者，评估是否存在肌肉无力、情绪波动、类固醇诱导的血糖升高、消化不良等不良反应。

◎伴随疼痛的患者应每日评估疼痛情况，遵医嘱服用镇痛药物，自我护理要点见疼痛章节。

◎由于上腔静脉回流受阻，静脉压增高，右肱动脉压力增高，右上肢血压也随之增高，因此不宜测量右上肢血压。

◎上腔静脉综合征患者易合并呼吸道和肺部感染，治疗期间应戒烟，房间定时通风，注意保暖，避免到人多的地方。

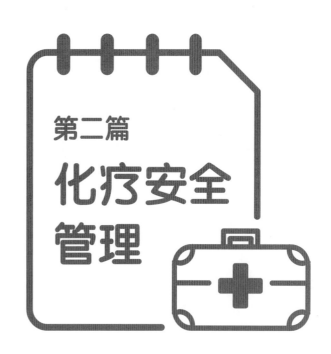

第二篇

化疗安全
管理

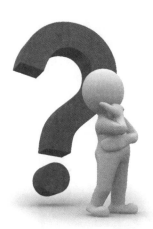

口服化疗药安全管理

知 识 小 档 案

　　近些年，口服化疗药越来越多地用于抗肿瘤治疗。口服是一种无创给药方式，且方便、省时，无需住院，可以居家治疗，不影响日常工作、生活和社会活动，相对于住院治疗在一定程度上提高了患者的生活质量。由于化疗药物具有特殊性，因此，居家治疗期间患者的服药依从性及药物安全管理非常重要。以下知识和技能有助于提高居家患者口服化疗药物的治疗依从性，并减少照顾者暴露于细胞毒性药物的风险，提高居家用药安全性。

我的药物信息

◎药物名称_____

◎每次服用剂量_____

◎用药日期_____年___月___日——_____年___月___日

◎服药次数___次/___日

◎服药时间_____

自我评估

◎了解按时服用化疗药的重要性	□是	□否
◎了解服用化疗药的时间、方法及剂量	□是	□否
◎了解所服用化疗药物可能的不良反应	□是	□否
◎了解化疗药对照顾者可能造成的危害	□是	□否
◎掌握保持个人手卫生的方法	□是	□否
◎掌握避免照顾者直接接触药物的方法	□是	□否
◎掌握避免药物暴露于居家环境的方法	□是	□否
◎掌握化疗药物的正确储存方法	□是	□否
◎知晓如何处理药物意外喷溅暴露	□是	□否
◎知晓如何处置化疗药物相关有害废物	□是	□否
◎知晓如何处理未使用的剩余口服化疗药	□是	□否

用药安全管理策略

策略一：照顾者协助患者服药的流程

　　◎建议由患者自行服药，患者取用药物前后应洗手，药瓶在使用前再打开，用后及时盖紧。

◎如果患者自理能力受限，可由照顾者协助，原则是避免皮肤直接接触药物，接触过化疗药的物品应封闭处理，避免暴露于居家环境中。以下流程供照顾者参考：

a. 准备用物：一次性吸水纸巾、一次性药杯、一副丁腈手套、可密封的小塑料袋、口服化疗药、可清洗的小托盘。

b. 将一次性吸水纸巾、一次性药杯、口服化疗药置于小托盘上；将可密封小塑料袋置于小托盘旁边。

c. 七步洗手法洗手。

d. 戴手套。

e. 核对化疗药物的名称，打开药瓶将所需正确剂量的药物倒入一次性药杯，及时盖紧药瓶，放于一旁。

f. 患者服用药物后即刻取回药杯，将其放回吸水纸巾上。

g. 用吸水纸巾包裹住一次性药杯，放入一次性密封塑料袋。

h. 摘除手套后放入一次性密封塑料袋，密封塑料袋。

i. 将密封好的塑料袋单独放置，按有毒垃圾处理。

j. 将化疗药瓶放回原包装，置于一个密封塑料袋中固定位置保存。

k. 用肥皂和流动水洗手。

策略二：提高服药依从性的方法

◎居家期间应按时服用化疗药，以保证治疗效果。

◎自我评估有哪些因素可能影响自己按时服药，例如认为药物没有用、担心药物不良反应、容易忘事儿、外出事务较多等。把能想到的障碍写下来，逐一写出解决对策。

◎如果存在对用药的顾虑和担忧，可咨询医护人员了解更多疾病及用药信息，提高对治疗的理解。

◎可使用专用日历记录用药计划，配合服药提示贴提醒服药，放在醒目的位置，服药以后在记录单上做出标记。

◎可利用手机设置闹钟，或利用其他手机、电脑小程序定时提醒服药，提醒音响起立即停下手中的事情先去服药。

◎家属应熟悉患者的服药安排，及时给予关注和提醒，家属的支持可有效提高患者的服药依从性。

策略三：减少化疗药物暴露风险

◎根据剂量要求尽可能整片吞服化疗药，不应切割或碾碎，避免产生药物粉尘。

◎吞咽困难或留置喂养管的患者服用化疗药应咨询主管医师或药剂师，尽可能选择液体剂型。

◎建议患者自己口服化疗药，从而减少家属的暴露风险。

◎口服化疗药物暴露的一个重要途径就是皮肤接触。因此，如果需要家属协助给药，应在用药准备、服药、垃圾处理及收纳药物的过程中，通过佩戴丁腈手套和洗手，确保不直接接触化疗药。

◎孕期、哺乳期妇女及儿童应避免接触细胞毒性化疗药。

◎用药准备区域避免在厨房或家庭成员经常活动的公共区域。

◎及时丢弃接触过化疗药的一次性用品，避免重复使用。

◎口服化疗药专柜放置，最好上锁管理，避免小孩拿到后误服。

◎如果药物需要冰箱保存，应放在与其他物品隔开的独立空间或放在可密封的塑料袋中独立储存。

◎患者口服化疗药期间如厕后应及时、反复冲洗马桶，至少2次。

◎不再使用的剩余药物可联系主管医师收回或用双层垃圾袋密封后按有毒垃圾处理。

◎如果发生化疗药喷溅，应紧急处理，避免污染居家环境，处理流程如图2-1。

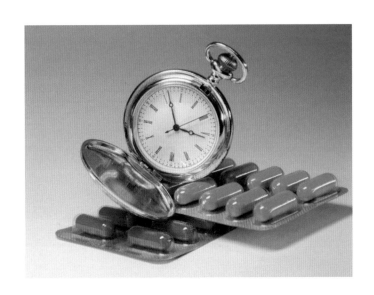

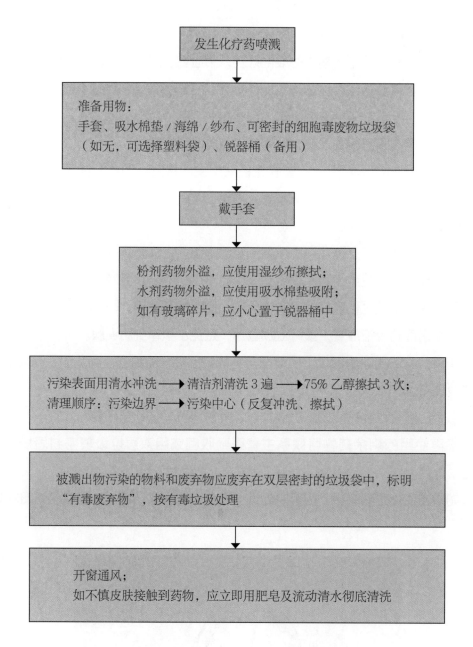

图2-1 发生化疗药喷溅的处理流程

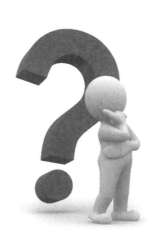

便携式化疗泵
居家护理

知 识 小 档 案

　　便携式化疗泵是一种全自动输注装置，不用电力控制，仅仅依靠弹力储药囊的弹性回缩力保证药液输注，不需要做任何操作和设定即可使用，没有运转声或警鸣声，不干扰睡眠。有一些需要持续输注24小时以上的药物可以加到便携式化疗泵中带回家进行居家化疗。它轻便小巧、便于携带，治疗期间不影响日常生活和正常运动，同时减少往返医院奔波之苦，减低住院费用，方便工作及正常生活（图2-2）。

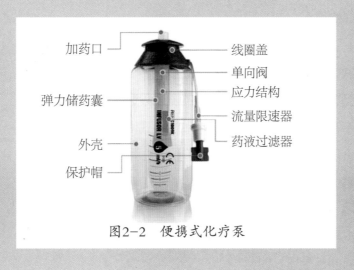

图2-2　便携式化疗泵

居家护理要点

◎便携式化疗泵尽量保持与输注部位相同高度，勿放置过低或过高。

◎化疗泵的流量限速器务必保持与皮肤紧贴，以保证流速的准确性。

◎应在接近室温条件下使用，避免过热或过冷的环境，避免阳光直射。

◎避免直接接触热源，如电热毯、热水袋等。

◎尽量穿着宽松衣物，避免穿脱衣服时牵拉导管，导致导管脱出、药液外渗。

◎使用便携式化疗泵可正常工作或运动，但避免手臂抬起过高，避免抬起重物，避免猛烈地晃动手臂。

◎携带便携式化疗泵可以淋浴，但应用防水敷料覆盖穿刺部位，并将便携式化疗泵放入塑料袋中，尽可能放到不被淋湿的位置。

◎药物输注结束后应到医院请医护人员协助摘泵，并进行冲、封管，切勿自行操作。如果睡眠时输注结束，可于睡醒后再摘除化疗泵。

流速异常情况的处理

便携式化疗泵输注结束时间与预期结束时间相差 ±10% 属于正常范围，不会显著影响药物的治疗效果。

✎ 如果输注结束过快，查看是否存在以下因素

☐发热，皮肤温度升高会导致化疗泵的流量限速器流速增加

☐使用电热毯等使皮肤温度升高，导致便携式化疗泵的流速加快

☐便携式化疗泵的放置位置长时间高于输注部位

✎ 如果输注结束时间过慢，查看是否存在以下因素

☐针头浮起

☐输注部位有异常

☐延长管折曲、受压、脱落

☐流量限速器未紧贴皮肤

☐便携式化疗泵出现异常

☐便携式化疗泵的放置位置长时间低于输注部位

如果存在以上问题，应及时纠正。如不符合其中的任何一种情况或无法确认时，请联系医院工作人员或门诊复诊。

便携式化疗泵流速观察

便携式化疗泵的流速非常缓慢，所以开始输注后每6～8小时观察储药囊是否缩小即可。观察储药囊或外壳上的刻度来判断便携式化疗泵是否正常输注（刻度不具备定量作用，只用于观察储药囊内的药量是否发生变化）。以输注氟尿嘧啶（5-FU）用的48小时泵为例，每8小时储药囊外观大致变化如图2-3。建议记录便携式化疗泵使用日记（附表）。

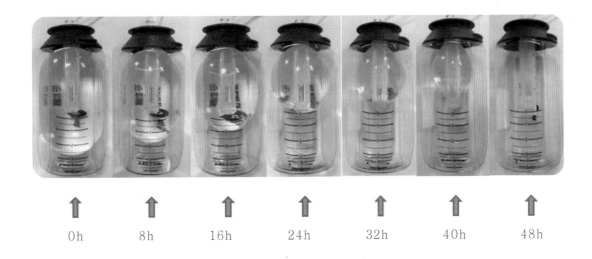

| 0h | 8h | 16h | 24h | 32h | 40h | 48h |

图2-3 便携式化疗泵储药囊内药量变化趋势

附表

便携式化疗泵使用日记

开始时间	化疗药名称 / 剂量	泵型号	结束时间	备注

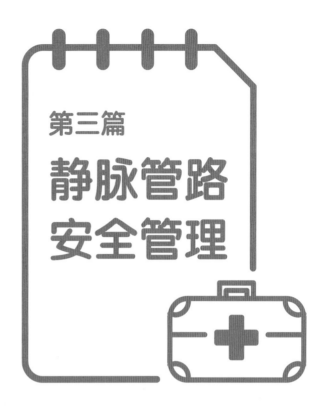

第三篇

静脉管路
安全管理

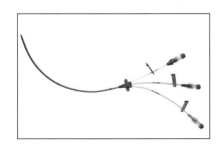

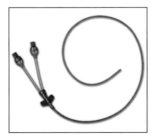

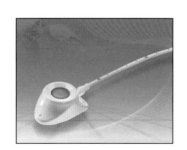

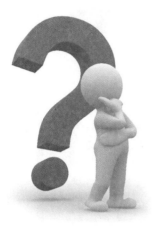

静脉管路
安全管理

知 识 小 档 案

　　静脉输液是抗肿瘤药物治疗常用的给药途径，当刺激性药物在短时间内大量、快速进入血管，超过血管本身的缓冲能力或在血管受损处堆积时，可能导致血管内膜受损。

　　上、下腔静脉是全身静脉血管中最粗大、血流最丰富的血管，能够降低药物所带来的血管内膜损伤，因此对于需要长期静脉输液、输注刺激性药物如化疗药、输注肠外高营养药物、外周血管条件差、没有可视的穿刺静脉的患者，通过中心静脉导管直接将药液送至上、下腔静脉，是较为安全的静脉治疗途径。

　　抗肿瘤治疗是一个长期过程，中心静脉管路的护理质量直接关系到治疗能否顺利进行。本篇介绍携带中心静脉导管患者的居家护理要点、常见并发症的预防、观察及处理，希望可以帮助您掌握相关知识和技能，有效保护治疗期间的"生命线"！

了解中心静脉导管

常见的中心静脉输注工具主要分为以下三类

◎中心静脉导管（central venous catheter, CVC）：是指经皮肤直接自颈内静脉、锁骨下静脉或股静脉进行穿刺，沿血管走向直至上、下腔静脉的导管。推荐使用时间2～6周（图3-1）。

◎经外周置入中心静脉导管（peripherally inserted central catheter, PICC）：是指经手臂的外周静脉（贵要静脉、头静脉、肘正中静脉、肱静脉等）穿刺置入，导管尖端到达上腔静脉的静脉管路。推荐使用时间不超过1年（图3-2）。

◎植入式静脉输液港（implantable venous access port, PORT）：是一种埋藏于皮下组织中的植入式、可长期留置的中心静脉通路装置。根据输液港材质不同，推荐使用时间为5～20年不等（图3-3）。

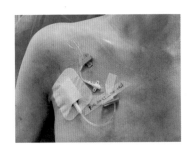 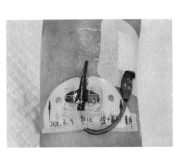 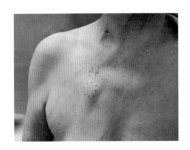

图3-1　CVC　　　　　　图3-2　PICC　　　　　　图3-3　PORT

自我评估

🖊 我携带的静脉导管是

　□CVC　　　　　□PICC　　　　　□PORT

🖊 静脉管路留置时间 _____ 天 / 周 / 月

🖊 距离上一次导管维护间隔时间

　□5天　　　　　□7天　　　　　□超过7天　　　　　□4周

注：PICC/CVC应每5～7天维护1次，PORT应每4周维护1次

✎ **穿刺点及周围皮肤有无以下情况**

☐ 正常 ☐ 发红

☐ 瘙痒 ☐ 肿胀

☐ 疼痛 ☐ 出血

☐ 渗血、渗液 ☐ 异常分泌物

✎ **置管侧手臂或肩部、颈部、锁骨下区域**

☐ 无不适 ☐ 肿胀、疼痛

✎ **观察导管情况**

☐ 正常（体外刻度通常为0~6 cm范围）

☐ 脱出：导管体外长度增加 ☐ 进入体内：导管体外长度减少

☐ 外露导管打折 ☐ 外露导管破损

☐ 输液时速度减慢 ☐ 输液时感到疼痛

☐ 冲、封管时有疼痛 ☐ 导管漏液

☐ 导管腔内有血液残留 ☐ 其他

✎ **观察导管接头**

☐ 正常：衔接紧密、无破损、无漏液、无异物

☐ 松动 ☐ 破损

☐ 有血液或异物 ☐ 漏液

PICC 自我护理要点

◎ 治疗间歇期应定期进行导管维护，至少每5~7天一次，维护内容包括冲洗导管、更换敷料及更换输液接头。

◎ 进行CT或MRI检查时不可使用高压注射泵注射造影剂或强行冲洗导管（耐高压PICC除外）。

◎ 每日观察敷料及导管固定是否完好，避免牵拉脱出。

◎ 活动的时候可用保护套包裹，帮助固定，将管路和输液接头包裹在内（图3-4）。

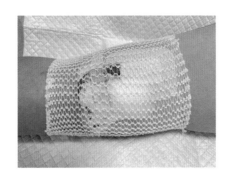

图3-4 保护套包裹管路和输液接头

◎穿较宽松的衣服，袖口不宜过紧。

◎更衣时先穿置管侧肢体衣袖，再穿另一侧衣袖。脱衣服时先脱健侧衣袖，再脱置管侧，避免将导管拔出。睡眠时保持舒适体位，避免压迫置管侧肢体。

◎保持穿刺点及敷料局部清洁干燥，不要自行揭下敷料。

◎淋浴前可用保鲜膜或防水保护套将固定导管的敷料上下10 cm范围严密包裹起来，切勿浸湿敷料，淋浴后检查敷料如有浸湿，应及时更换。禁止游泳等可能导致敷料浸湿的运动。

◎每日饮水至少1000毫升，睡前用温热水泡手脚，促进血液循环。

◎置管侧肢体可行握拳运动，具体方法是每次握紧3秒，松开3秒，反复抓握2分钟，每日至少3次，预防血栓形成。

◎留置PICC期间可从事日常活动及家务劳动，如梳头、刷牙、清洗衣物、做饭、洗碗、扫地等。

◎置管侧肢体可行旋腕、上肢抬高等活动，但避免使用置管侧肢体提举过重的物品，或托举哑铃、引体向上、拄拐等持重动作（图3-5）。

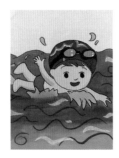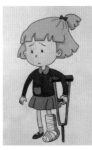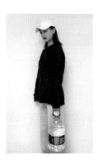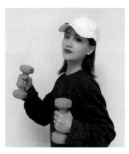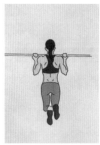

图3-5 PICC置管侧肢体不宜做的运动和动作

◎糖尿病和高血压患者应规范治疗，将血糖、血压控制在正常范围。

◎置管后如出现以下情况应及时返院就诊：敷料出现卷曲、松动、潮湿；穿刺点及周围皮肤出现红、肿、疼痛、渗血、渗液；手臂出现麻木、胀痛、臂围增粗；导管外露刻度有变化，考虑导管脱出或进入体内；管路破损漏液等。

PORT 自我护理要点

◎输液时应使用专用的无损伤针穿刺输液港（图3-6），冲管及封管时应使用10毫升注射器或10毫升管径的预充式导管冲洗器。

◎无损伤针穿刺后，自己应注意保护穿刺处，不可碰撞局部，上肢不能做剧烈的外展活动及扩胸运动，防止穿刺针损伤隔膜或脱出（图3-7）。

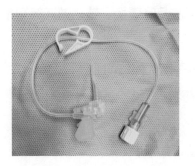

图3-6　输液港专用无损伤针

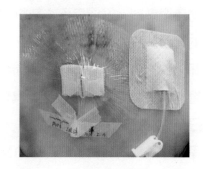

图3-7　无损伤针穿刺后固定

◎无损伤针可连续使用7天，如需要继续输液，应更换新的无损伤针重新穿刺。

◎无损伤针拔出后，应在局部覆盖无菌敷料24～48小时，2～3天后可沐浴。

◎输液中如出现以下情况应及时告知医护人员：输液速度明显减慢或停止；注射座周围有肿胀、烧灼感、疼痛、麻木、瘙痒等不适；固定敷料有潮湿、破损、卷边等异常情况。

◎进行CT或MRI检查时不可使用高压注射泵注射造影剂或强行冲洗导管（耐高压静脉输液港除外）。行钼靶X线摄片时，应告知检查人员静脉输液港植入部位，以免挤压注射座和导管而引起损伤。

◎治疗间歇期要定期到医院请专业人员进行导管维护，至少每4周一次，维护内容包括冲洗导管。

◎观察注射座周围皮肤情况，保持皮肤清洁干燥，避免植入处皮肤受力摩擦，若出现红、肿、热、痛等异常情况，立即就诊。

◎避免植入侧上肢做剧烈外展动作，如打篮球、打羽毛球、引体向上、托举哑铃等（图3-8）。

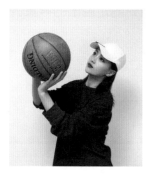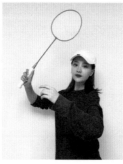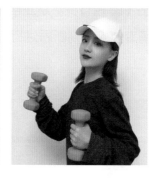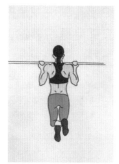

图3-8 携带输液港期间不宜做的运动

静脉管路相关并发症的预防及护理

静脉炎：当穿刺点部位发生疼痛、红斑、肿胀时，可沿导管上方敷料外涂抹多磺酸黏多糖乳膏，尽量厚涂；也可用如意金黄散加蜂蜜或麻油调成糊状后外敷，用无菌纱布覆盖，保持局部湿润，避免污染（图3-9）。

局部渗血：穿刺点出现渗血时，可用示指和中指在穿刺点局部按压30分钟以上，直至止血，睡觉时避免长时间压迫穿刺侧肢体。出血后24小时内更换敷料（图3-10）。

手臂肿胀：输液过程中可做握拳运动，以免输液时间长而出现手臂肿胀。睡眠时取舒适卧位，避免压迫置管侧肢体（图3-11）。

皮炎：保持穿刺点及周边皮肤的清洁干燥，及时修剪指甲，禁止抓挠局部；避免高温下户外活动而导致出汗多；加强营养，忌辛辣、刺激性食物及容易引起过敏的海鲜类食物；选择透气性好的敷料粘贴导管，过敏严重时选择纱布类敷料进行更换，并遵医嘱接受抗过敏治疗（图3-12）。

导管堵塞：当输液速度减慢或停止时，或者在治疗间歇期发现导管管腔内有少量返血时，应返院就诊，及时冲洗导管，避免导管完全堵塞。治疗间歇期应定期维护导管，如患者属于高凝状态，可适当增加导管冲洗的频次。此外每日应多饮水，减小血液黏稠度。

导管脱出：导管外露刻度与原始刻度相比增加较多时，或导管已经滑出贴膜覆盖区域，考虑导管脱出（图3-13）。禁止自行将导管插入体内，应先固定脱出的导管，立即到医院就诊，请专业人员判断后进行导管修剪或拔除。

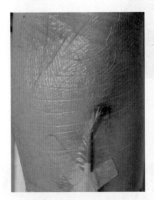
图3-9 静脉炎

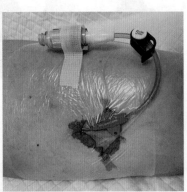
图3-10 局部渗血

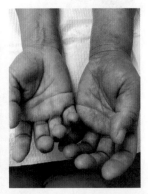
图3-11 手臂肿胀

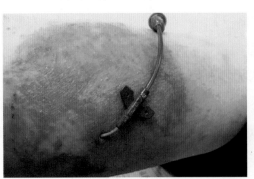
图3-12 皮炎

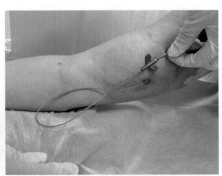
图3-13 导管脱出

导管破损：如因特殊碰撞或牵拉引起导管扭曲、打折致导管破裂或断裂，应立即压住或反折导管体外部分，避免断裂的导管进入体内，并立即就医（图3-14）。

导管相关性血栓：手臂肿胀持续加重并伴有疼痛，或仅置管侧臂围增粗≥3 cm，考虑导管相关性血栓（图3-15）。应适当减少患侧肢体活动量，可做旋腕、握拳等功能锻炼，切忌患侧手臂做大范围的拉伸运动，避免提5 kg及以上的重物。血栓诊断明确后及时遵医嘱进行抗凝治疗。浅静脉血栓可沿血管走行涂抹多磺酸黏多糖乳膏，并在药物上方进行湿热敷（避免浸湿贴膜），每天2～3次，每次10～15分钟，以促进药物吸收。

导管相关性感染：当穿刺点出现红、肿、热、痛、脓性分泌物、不明原因的寒战、高热等症状时，考虑导管相关性感染（图3-16），应该及时就诊，症状严重时需要拔除导管并进行进一步治疗。预防措施包括：根据导管种类定期进行导管维护，保持穿刺点或输液港囊袋周围皮肤清洁干燥。淋浴前做好覆盖，避免浸湿敷料，一旦浸湿应立即更换。

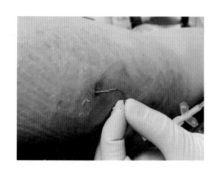

图3-14
导管破损

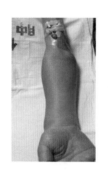

图3-15
导管相关性血栓

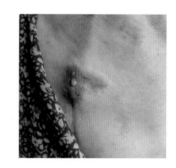

图3-16
导管相关性感染

导管移位：当导管的外露刻度发生变化，肩部及颈部出现肿胀、疼痛，导管内经常出现血液反流，平卧时出现心慌、憋气等症状时，考虑导管在体内移位，应及时返院就诊。预防措施包括：留置导管期间，减少打球、搓衣板上洗衣服，以及过度拉伸肩关节等旋转运动；避免剧烈咳嗽、频繁打喷嚏、呕吐、严重呃逆、用力排便等导致胸腔和腹腔压力增高的动作。

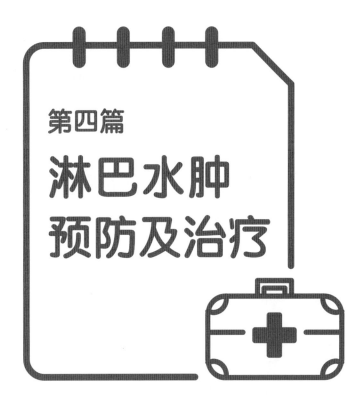

第四篇
淋巴水肿
预防及治疗

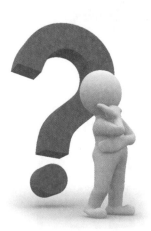

淋巴水肿预防及治疗

知 识 小 档 案

　　肿瘤患者的淋巴水肿常见于放疗后、外伤后、感染后、女性乳腺癌术后、子宫颈癌术后等，是由于淋巴液生成障碍或淋巴循环障碍，导致淋巴液在组织间隙滞留，引起组织水肿、慢性炎症、组织纤维化和脂肪纤维化等一系列病理改变。淋巴水肿可表现为一个或多个肢体肿胀，也可能影响其他区域，例如头颈部、乳房或生殖器。

　　早期可表现为肢体沉重、乏力、麻木、肿胀，常伴有皮温高、疼痛，若不及早干预就会逐渐发展恶化。晚期表现为肢体明显肿胀，甚至出现象皮肿，不仅使功能及活动受限，还可能导致畸形、功能障碍、反复感染，严重影响生活质量。

　　淋巴水肿可防可治，但是一个长期的过程，这需要患者及家属的积极参与。以下措施应在病情允许的前提下应用。

自我评估

✏️ **可能引起或加重淋巴水肿的因素（咨询医护人员）**

□手术、放疗、化疗　　　　　　　□用患肢提重物

□患肢剧烈运动　　　　　　　　　□患肢长时间做重复动作

□常在患肢测血压、抽血、输液等　□经常坐飞机远距离飞行

□肥胖　　　　　　　　　　　　　□其他

✏️ **淋巴水肿的严重程度（国际淋巴学协会标准）（图4-1）**

□0级（亚临床期）：无明显水肿，患肢长期沉重紧缩感。

□Ⅰ级：加压时呈凹陷性水肿，抬高时消退。

□Ⅱ级：硬实，无凹陷性水肿，皮肤增厚改变，毛发丧失，指甲改变。

□Ⅲ级：呈象皮肿，皮肤极度增厚，伴巨大皱褶。

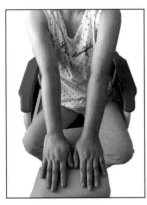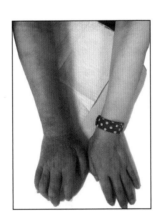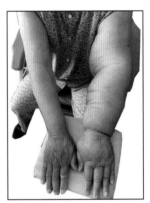

Ⅰ级　　　　　　　　　Ⅱ级　　　　　　　　　Ⅲ级

图4-1　乳腺癌相关淋巴水肿的临床表现

✏️ **淋巴水肿对生活质量的影响（0 表示没有，10 表示非常严重）**

0　1　2　3　4　5　6　7　8　9　10

淋巴水肿预防措施

◎患肢避免过热或过冷刺激：不宜泡温泉、蒸桑拿，避免在炎热或寒冷的天气出行；夏天避免强烈日光照射，冬天注意保暖。

◎避免皮肤感染：保持皮肤清洁；预防昆虫叮咬、宠物抓伤；指甲不宜修剪得过短；不宜在手术侧肢体上穿刺或针灸；如肢体皮肤出现破溃，或突然出现红、肿、痛等提示感染的迹象，应尽快就医。

◎避免外部压力过大及承担重量：不宜抬举重物。

◎不宜戴过紧的文胸和沉重的义乳；不宜戴戒指、手表、手镯。

◎不宜进行过分甩臂的体育运动，包括网球、羽毛球、高尔夫球、广场舞等。

◎夜晚睡觉不要压到手术侧肢体。

◎避免长时间做重复性动作，如切菜、擦地、洗衣服、剁馅、刺绣、织毛衣等。

◎避免长时间的飞行，如需要长时间飞行，患肢可佩戴压力工具。如预计连续飞行时间超过3小时，建议飞行开始时穿戴好压力服。

◎手术侧肢体避免接触各种洗涤剂，若洗衣服、洗碗，请戴手套。

◎饮食注意事项：进食低盐饮食；多食新鲜水果和蔬菜；避免辛辣、刺激性食物；避免吸烟、饮酒；控制体重和血压。

◎在专业人员指导下练习预防淋巴水肿的按摩操，合理选择与佩戴护具。

淋巴水肿综合消肿治疗

淋巴水肿综合消肿治疗简称CDT治疗，是一种保守治疗，其疗效明确。治疗过程分为以下四个步骤。

第一步：皮肤护理

◎每天清洗，使用pH中性皂、天然肥皂或替代物，并彻底擦干。

◎如果有皮肤褶皱，确保褶皱处清洁和干燥。

◎可使用护肤品滋润皮肤，推荐使用植物成分的护肤品，少用或不用含有凡士林或矿物油的产品。

第二步：手法淋巴引流

◎每天进行40~60分钟。

◎动作缓慢而有节奏，每个部位重复5~7次。

◎手法引流的方向依据淋巴回流的方向，从远心端向近心端方向进行（图4-2）。

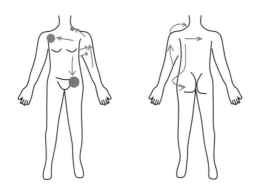

图4-2 上肢淋巴水肿手法引流方向示意图

第三步：压力治疗

在手法引流淋巴后应进行压力治疗，常用的压力工具包括压力带、压力衣、压力臂套或手套等。正确使用压力工具非常重要，如使用不当，不仅起不到治疗作用，还可能引发其他并发症。压力带及压力臂套的使用方法见图4-3。

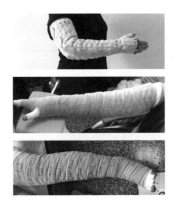

图4-3 压力带和压力臂套的使用方法

压力工具使用注意事项

◎压力工具佩戴后应检查关节和肢体活动度，如果关节部位不能屈伸，考虑压力工具佩戴过紧，应重新进行佩戴。

◎如佩戴压力工具后出现肢体疼痛，考虑佩戴过紧，应立即调整压力或重新佩戴。

◎如佩戴压力工具后出现皮肤瘙痒，考虑材质过敏，观察皮肤情况，可暂停使用压力工具，如局部皮肤出现过敏性损伤，应立即就医。

◎观察指尖颜色：压力工具使用后须立即检查手指指尖末端颜色，如紫色或按压不褪色则提示压力过紧，应立即调整压力或重新佩戴。

第四步：功能锻炼

上肢淋巴水肿功能锻炼（图4-4）

◎热身，活动大关节，20~30次，中等速度。

◎活动肩部和肩胛部，增加肌肉活动以促进淋巴向颈静脉回流。

◎消肿锻炼：患侧上肢和对侧下肢同时做屈曲或伸展活动。

◎伸拉锻炼：上肢上举摸头部，以伸拉胸肌和斜方肌。

◎呼吸锻炼：做扩胸运动，将健侧手掌贴胸骨以感觉胸部运动。

◎唱歌是最好的呼吸锻炼。

下肢淋巴水肿功能锻炼（图4-5）

◎热身运动，深呼吸增加淋巴向静脉的回流。

◎用不同速度原地踏步进行消肿锻炼。

◎取卧位或站位，同时活动上下肢，重复15~30次。

◎活动踝关节，足趾着地，膝关节弯曲，白天多次重复。

　　◎伸拉锻炼：弯曲小腿伸拉腓肠肌群，仰卧上抬整腿伸拉大腿肌肉，小腿屈曲伸拉股直肌。

　　◎深呼吸以增加静脉角的淋巴回流。

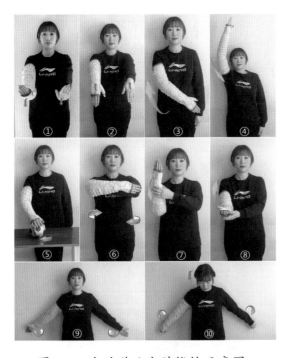

图4-4　上肢淋巴水肿锻炼示意图

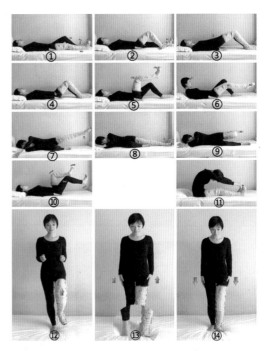

图4-5　下肢淋巴水肿锻炼示意图

居家治疗期间注意事项

　　淋巴水肿症状通常在第1个疗程后趋于稳定，每个疗程持续时间4～6周，需重复进行4～6个疗程，甚至长达几年。如果停止治疗，可能会在短时间内回到治疗前的状态。请务必坚持治疗！治疗效果见图4-6、图4-7。

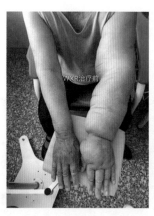
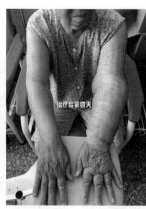
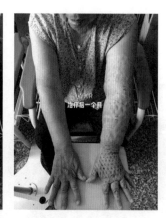

图4-6　乳腺癌术后上肢淋巴水肿CDT治疗前后效果图

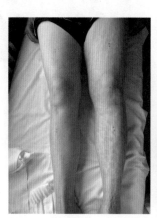
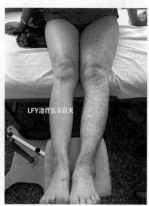
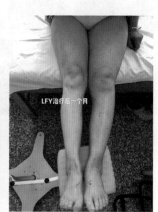

图4-7　宫颈癌术后下肢淋巴水肿CDT治疗前后效果图

在院治疗期间应有家属或主要照顾者陪同一起学习治疗手法，居家期间可协助正确佩戴压力工具，如包扎压力带。

当患肢出现皮温高、颜色红、皮疹、疼痛、肿胀较前明显加重等情况，应立即前往医院就诊。

　　北京大学肿瘤医院淋巴水肿康复门诊为淋巴水肿患者开设微信公众号"水护花园"，可扫描二维码关注了解相关健康教育信息（图4-8）。

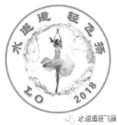

图4-8　"水护花园"微信公众号

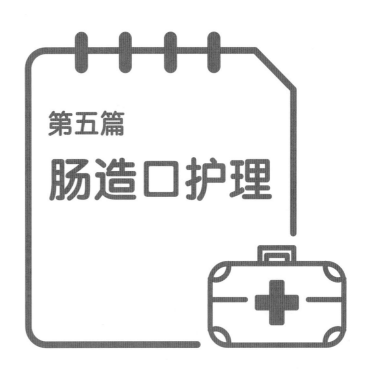

第五篇

肠造口护理

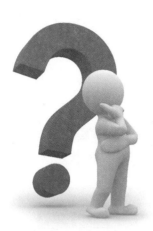

肠造口护理

知 识 小 档 案

正常肠造口为粉红色、有光泽、湿润、有弹性。造口黏膜及排放口的理想高度应高于皮肤1~2厘米，呈圆形、椭圆形或不规则形。

肠造口手术改变了一个人的排便方式，当造口成为身体的一部分时，从造口部位的护理到日常生活方式的调整，需要制订一套详细规范的照护方案，并有效实施。如果居家护理不当，可能发生不同程度的造口并发症，包括造口黏膜出血、缺血坏死、黏膜脱垂、水肿、造口狭窄、造口周围皮肤刺激性皮炎及过敏性皮炎等。一旦出现这些并发症，不仅增加造口护理的困难及经济负担，而且严重影响患者的身心健康和生活质量。

本篇介绍肠造口居家护理知识和技能，希望可以帮助您精心呵护造口，让生活精彩如初！

自我评估

🖋 造口位于腹部的位置（以脐部为参照点）

☐左下　　　　☐右下　　　　☐脐上　　　　☐其他

🖋 造口黏膜颜色

☐红润　　　　☐紫红色　　　　☐黑色　　　　☐苍白色

🖋 造口排放口高度

☐高于皮肤1~2厘米

☐高于皮肤1厘米以下

☐高于皮肤>2厘米

☐与皮肤表面平齐

☐低于皮肤表面

🖋 造口周围皮肤

☐皮肤完整，与对侧皮肤颜色一致

☐皮肤发红、破溃、出血、疼痛、瘙痒

🖋 坐位时两侧腹部外观形态

☐两侧对称

☐造口周围皮肤凹陷

☐造口周围腹部隆起

🖋 造口周围缝线

☐完全消失　　　　　　☐部分消失

☐有新生组织　　　　　☐红、肿、热、痛

🖋 造口黏膜有无新生组织

☐无　　　　　　　　　☐有

🖋 可能引起或加重造口并发症的因素（咨询医护人员）

（1）造口产品选择不当

☐造口周围皮肤不平整或造口黏膜高度低于皮肤表面时使用了平面底盘

☐当造口黏膜高度高于皮肤表面2厘米及以上时使用了凸面底盘

（2）造口底盘更换频率不当

□每天频繁更换　　　　　□漏出粪便再更换　　　　　□底盘贴到自行脱落

（3）造口底盘开口剪裁大小不合适

□比造口根部小　　　　　□比造口根部大

（4）日常生活习惯

□穿紧身衣裤　　　　　□体重变化较大　　　　　□便秘

□提>5千克重物　　　　　□久坐久站

（5）其他因素

□放疗：局部皮肤黏膜损伤

□化疗：药物引起皮疹、黏膜炎、白细胞降低等

□靶向或免疫治疗：药物引起皮疹

□长期服用激素类药物

□介入治疗

□慢性咳嗽等增加腹压的疾病

✏ **造口并发症的严重程度**

（1）最近1周底盘渗漏的次数

最近1周	周一	周二	周三	周四	周五	周六	周日
渗漏次数							

（2）造口周围皮肤变色或破溃面积占底盘面积的百分比

□小于底盘面积的25%

□底盘面积的25%～50%

□大于底盘面积的50%

（3）坐位时腹部外观

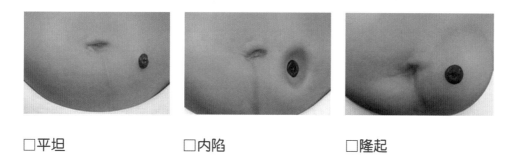

□平坦　　　　　　　□内陷　　　　　　　□隆起

造口常见问题及处理流程

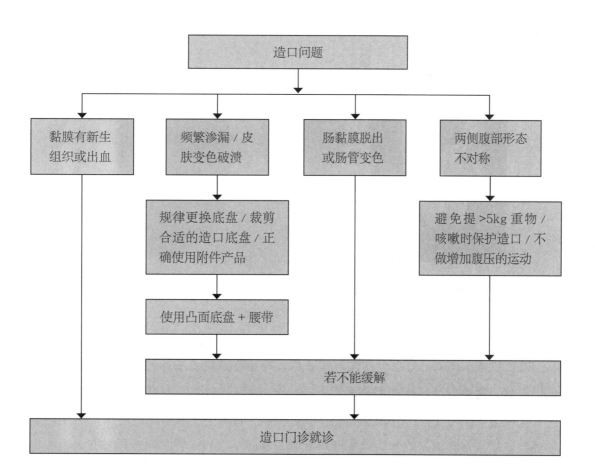

造口居家护理方案

第一部分：正确选择造口护理用品

正确选择造口护理用品可减轻造口护理负担，减少造口相关并发症。常用造口护理用品包括：造口底盘、造口袋、造口附件产品。应根据每个人的造口类型、造口大小、造口排放口高度及造口周围腹壁形态进行合理选择，基本原则如下。

◎造口袋

造口袋从结构上分为一件式、两件式；从开口方式上分为开口袋、闭口袋；从颜色上分为透明、不透明（图5-1）。手术初期推荐选择一件式透明开口袋；康复期造口排放量较少或外出旅游时可选择一件式不透明闭口袋；如为回肠造口或尿路造口，不推荐使用闭口袋。

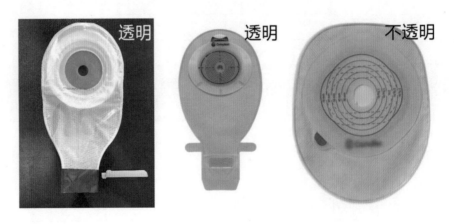

图5-1　造口袋种类

◎造口底盘

造口底盘从裁剪方式上分为剪裁式底盘、可塑性底盘；从形态上分为平面底盘、凸面底盘。康复期造口排放口高度高于2厘米，端坐时造口周围腹壁皮肤平坦，可选择平面底盘（图5-2）；如造口排放口与皮肤平齐或低于皮肤，端坐时造口周围腹壁皮肤有皱褶或有瘢痕不平整时可选择凸面底盘（图5-3），根据程度在专业人员指导下配合使用造口专用腰带（图5-4）。如造口形状不规则、裁剪难度较大或老年人视力不佳、手部灵活性较差，推荐选择可塑性底盘（图5-5）。可塑性底盘具有方便塑形，使造口底盘与肠黏膜紧密贴合，有效防止渗漏，预防造口周围皮肤破溃等特点。

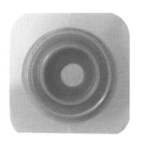 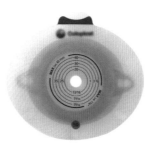

图5-2　平面造口底盘

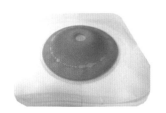 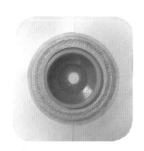 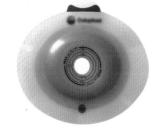

图5-3　凸面造口底盘

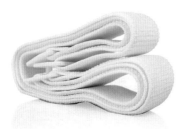

图5-4　造口专用腰带

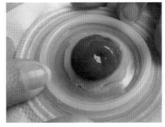 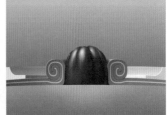

图5-5　可塑性底盘

◎造口附件产品

造口附件产品主要包括皮肤保护粉、皮肤保护膜、防漏膏、防漏贴环、造口专用腰带等，应根据造口黏膜高度及周围皮肤情况合理选择，以增强造口底盘与皮肤之间的密闭性，保护造口周围皮肤。

第二部分：正确更换造口袋

◎准备用物：造口袋（一件式或两件式）、造口附件产品、造口测量尺、湿纸巾（不含乙醇）、卫生纸、棉签、剪刀、垃圾袋（图5-6）。

A.揭除旧造口袋：由上向下，一手按压皮肤，另一只手轻轻揭除造口底盘。切忌快速暴力揭除造口底盘（图5-7）。

B.清洁造口及周围皮肤：先将造口黏膜处的粪便用卫生纸擦除，再使用湿纸巾清洁造口周围皮肤及造口黏膜。注意造口周围皮肤与造口黏膜应分开擦拭，不要让粪便污染了造口周围皮肤（图5-8、图5-9）。

C.测量造口大小：使用造口测量尺准确测量造口大小，注意应测量造口根部的大小（图5-10）。

D.剪裁底盘：准确测量造口大小后，剪裁尺寸应大于测量大小的1～2 mm，如实际测量为35 mm，需剪裁36～37 mm。剪裁后用手指磨圆剪裁后留下的毛刺（图5-11～图5-13）。

E.使用造口附件产品：造口周围适量喷洒皮肤保护粉，用干棉签涂匀并扫去浮粉；喷涂皮肤保护膜，紧贴造口黏膜根部顺时针向外涂抹，涂抹范围与造口底盘大小一致；涂抹防漏膏或使用防漏贴环，紧贴造口黏膜根部涂抹一圈，皮肤凹陷处应适当加量涂抹，使用湿棉签将防漏膏塑形铺平（图5-14～图5-19）。

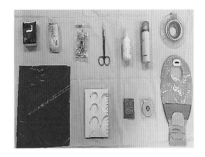

图5-6　用物

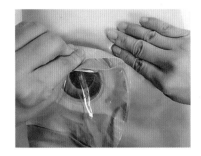

图5-7　揭除旧造口袋

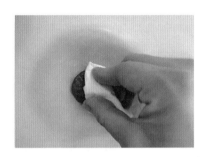

图5-8　清洁造口

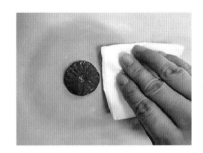

图5-9　清洁周围皮肤

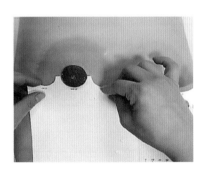

图5-10　测量造口大小

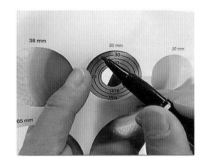

图5-11　剪裁底盘

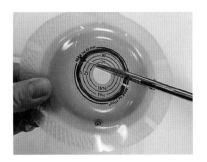

图5-12　剪裁底盘

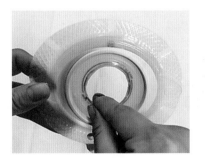

图5-13　剪裁底盘

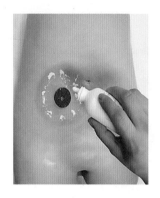

图5-14
使用造口附件产品

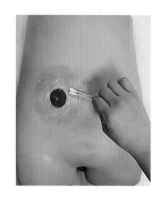

图5-15
使用造口附件产品

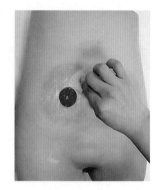

图5-16
使用造口附件产品

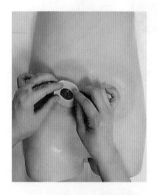

图5-17
使用造口附件产品

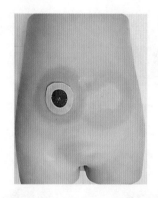

图5-18
使用造口附件产品

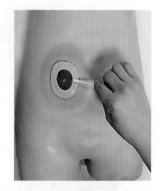

图5-19
使用造口附件产品

F.粘贴造口底盘：将造口底盘揭去衬纸，粘贴于造口处，由内向外顺时针按压加固，将造口袋排放阀关闭（图5-20～图5-25）。

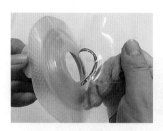

图5-20
粘贴造口底盘

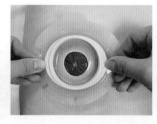

图5-21
粘贴造口底盘

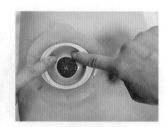

图5-22
粘贴造口底盘

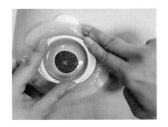
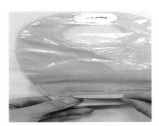
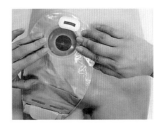

图5-23　　　　　　　　　图5-24　　　　　　　　　图5-25
粘贴造口底盘　　　　　　粘贴造口底盘　　　　　　粘贴造口底盘

G.加固造口底盘：用手置于造口处轻轻按压20分钟，促进防漏膏凝固，同时可使造口底盘粘贴更为牢固（图5-26、图5-27）。

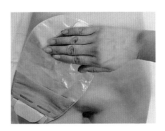
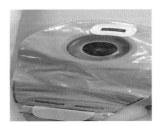

图5-26　　　　　　　　　图5-27
加固造口底盘　　　　　　加固造口底盘

第三部分：造口袋使用注意事项

◎造口袋更换频次建议：结肠造口每隔2日更换，回肠造口每隔1日更换，造口袋渗漏或脱落随时更换。

◎每次更换造口底盘时，应注意观察造口周围皮肤及揭下的底盘有无粪便沉积残留，底盘有无发白溶解情况，如有上述情况则提示可能存在更换不及时、造口底盘选择错误等护理问题，如不加以重视，会引起造口周围皮肤刺激性皮炎。

◎每次更换造口袋时应观察造口黏膜的血液循环，造口黏膜颜色红润表示血供良好，若黏膜呈暗紫色或黑色，则说明肠造口血供可能有障碍，应及时就诊。

第四部分：饮食自我护理

◎术后早期饮食要营养均衡，少量多次进餐，循序渐进，饮食从流质逐渐过渡到普食。

◎恢复期应少进食容易产气的食物如豆类、萝卜、碳酸饮料等。少进食容易产生异味的食物如洋葱、大蒜等。避免进食时吞入过量气体，导致产气过多。

◎饮食宜清淡少油腻。

◎回肠造口患者因水分和无机盐的重吸收不足，每日饮水量应大于2000毫升。

◎回肠造口的肠管管径较小，应避免进食高纤维素食物，如韭菜、芹菜、玉米等，防止堵塞造口。

◎某些药物如氢氧化铝、碳酸钙、吗啡等，容易引起粪便干结，口服时应注意观察排便情况。如发生便秘或排便不畅，每日清晨可空腹饮用适量橄榄油（不超过50毫升）及温水，促进胃肠蠕动，保持排便通畅。

◎如发生造口狭窄（便条明显变细），应减少纤维素的摄入，避免粪便无法排出诱发肠梗阻。不可自行扩肛，应及时就诊，由专业人员评估狭窄程度后指导进行。

◎因饮食和生活习惯对患者的体型影响较大，而腹部形态与造口并发症关系密切，故保持体态匀称尤为重要。

第五部分：日常生活自我管理

◎造口患者宜穿高腰、宽松的衣裤或背带裤，避免穿紧身衣裤，腰带不宜扎在造口上，以免压迫或摩擦造口，影响肠造口血液循环。

◎造口患者体力恢复即可沐浴，尽量不要泡浴，注意水温，避免用喷头直接冲洗造口，选用不含乙醇的沐浴露，沐浴后须立即更换造口底盘。

◎造口患者初次旅行可选择近距离的地方，以后逐渐增加行程。携带比平时较多量的造口用品并随身存放，以便随时更换。旅行时注意饮食。

◎造口患者应积极参加社交活动，多与他人沟通，多参加造口联谊活动，与造口病友一起交流、娱乐，减轻孤独感，促进心理康复。

◎造口患者锻炼和运动时保护好造口，适宜参加的体育活动包括打太极拳、打乒乓球、打羽毛球、慢跑等。避免碰撞类运动如打篮球、踢足球等易造成造口损伤的运动。

◎对于大多数的家务劳动，造口患者都可以进行，但需注意尽量避免做使腹压增高的活动，如弯腰拖地、提重物等，腹压持续增大易造成造口脱垂。

◎肠造口不影响患者的工作，手术后一般需要一段时间恢复，当身体体力完全恢复便可恢复以前的工作。

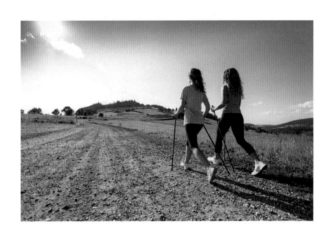

第六部分：造口复查及就诊须知

◎术后第一年每3个月一次，术后第2~3年每半年一次，如出现新发症状应随时就诊。

◎如造口脱出的黏膜无法回纳，且水肿严重，不可强行按揉，应立即平卧，减轻腹压并及时就诊。

◎如发现造口周围左右两侧腹部不对称，局部有隆起，不可自行使用造口腹带约束，应由专业人员评估指导后再使用。

◎定期到造口门诊复诊，专业护理人员将根据患者的具体情况给予相应帮助与指导，预防造口远期并发症。

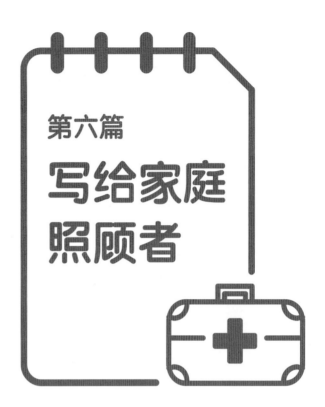

第六篇

写给家庭
照顾者

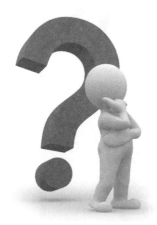

实情如何告知

写 在 前 面 的 话

　　生、老、病、死是人生不断面对的生命课题，这不只考验着个人，也考验着每一个家庭。当家人患了癌症时，其他家庭成员都将承受着巨大的压力和痛苦，而最让家属困扰的问题是：当疾病诊断、病情进展、疾病复发、进入临终，是否应该告诉患者实情？如果告知他会不会承受不了？……于是出现了许多善意的"谎言"，隐瞒实情的家属被自己的一个又一个谎言困住，只能不断回避亲人的问题，而患者则在疾病不确定感中寝食难安，备受煎熬。是否应该告知亲人实情，如何恰当告知，是家属要学习的第一堂课。

要不要告知患者实情

◎面对疾病或治疗带来的不适，如果患者不知情就会不停地猜疑：我到底得了什么病？家属是否尽心尽力？我是否得到了最佳治疗？甚至对治疗和检查产生抗拒心理，这种身心状态对治疗及康复极为不利。

◎患者不知情，又不能从自己的亲人那里得到答案，医护人员在家属的要求下也帮助隐瞒，就会造成家庭成员关系上的疏离感，让患者感到孤独无助。

◎患者到了生命末期，身体日渐衰弱，由于不知情而没有机会提前准备，不能做想做的事、见想见到的人、说想说的话……许多心愿无法实现，就会出现心理精神痛苦，表现出愧疚、失落、抑郁等情绪反应，甚至出现谵妄。

◎作为家属，当亲人带着遗憾离开，您也会难过和自责，后悔当初为什么不早一点告诉亲人实情，让他完成嘱托和心愿，这样就可以了无牵挂，走得更安详。

◎作为家属，向亲人隐瞒了疾病诊断，当疾病进展时，只能用一个又一个的谎言继续隐瞒，这样就会身心疲惫，而无法为患者提供有效支持。

◎在疾病治疗过程中，患者是患病的那个人，只有知情才能调动内在的力量，主动应对长期治疗中的挫折和困难。家属应做亲人坚强的后盾，提供最好的支持，而不是将患者置身事外或取代他去做决定。请尊重亲人在疾病治疗中的知情权和自主权，让他自己决定如何参与治疗，决定生活该如何度过。您要做的就是用爱与倾听陪伴他共同面对和解决治疗和疾病带来的问题和困扰。

如何告知患者实情

◎与亲人沟通病情最好的时机就是他最想获知这些信息的时候，无论何时何地。

◎不要说谎，否则您会失去亲人的信任。

◎如果您不知道如何开启话题，可以尝试这样说："今天检查结果出来了，你要不要看看？"

◎在告知病情的过程中，应观察亲人的情绪反应和信息需求，从而调整告知的内容和节奏，并不断征询他的意见，包括疾病诊断、下一步治疗安排、医疗负担、家庭成员分工、后续支持保障等。

◎刚刚得知疾病诊断或进展的坏消息，患者可能表现出震惊、难以相信、沮丧、恐惧、哭泣、沉默等各种情绪反应。这些情绪反应都是正常反应，您只要陪在他的身边表达理解就可以。这个阶段有长有短，家庭支持很重要，大多数患者都会顺利走出来，探寻可能的希望。

◎如果您不忍心告诉他这些坏消息，可以请医护人员协助。您只要陪在亲人的身边，拉着他的手、扶着他的肩、递上一片纸巾或紧紧地抱住他。此时，您也可能会难过，那就陪着他一起哭泣，不要压抑自己的情绪。

◎在告知病情的过程中，应帮助他建立和维持一种希望——符合当前疾病状况的希望而不是盲目的承诺，可能是治愈，可能是延长生命，也可能是减轻症状，这种希望可以激发他的内在力量，从而更好地配合治疗。

◎肿瘤疾病和治疗的长期性和复杂性决定了疾病过程中会有无数次面对和告知，每一次对家属来说都是一次挑战，坦诚告知、用心倾听、用情陪伴，就是对待亲人最好的方式。

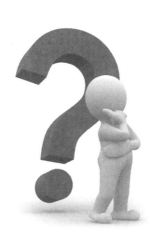

如何应对亲人的情绪反应

写 在 前 面 的 话

　　恶性肿瘤具有发病隐匿、疾病进展快、治疗周期长、症状复杂、预后差等特点，患者一经诊断，就开始了一段艰难的旅程。在不同的疾病阶段，患者都会伴有不同的心理情绪反应，他们有时焦虑、有时烦躁、有时沮丧、有时愤怒、有时孤独、有时绝望。作为家属，看到亲人被这样的心理精神痛苦所折磨，经常感到心痛和无助，不知如何应对，这是在咨询门诊经常听到的肿瘤患者家属的困扰。

　　情绪是心理痛苦的外在表现，家属首先要关注、陪伴、倾听，只有了解亲人情绪反应背后的原因，才能采取有针对性的策略，提供有效支持。常见的引起肿瘤患者心理痛苦的因素如下，请找出符合患者的情况，对应学习和掌握相关知识和支持措施。

原因一：躯体不适

多数时候患者的心理痛苦来自于躯体症状得不到有效控制，没有身体上的舒适就很难实现心理精神上的舒适。

应对措施

◎密切关注和询问患者有无疼痛、恶心、呼吸困难、便秘、疲乏等不适。

◎主动学习相应症状的居家护理知识和技能。

◎记录症状的表现、程度、加重和缓解的因素，了解其规律，恰当应用支持性措施。

◎必要时积极联系医护人员咨询或陪同患者就医。

原因二：不知实情

当诊断明确、疾病进展、预后不良，甚至进入临终，患者仍不了解病情，对疾病和预后的不确定感就会让他们猜疑、焦虑、烦躁、愤怒，这是临床最常见的情况，而这种心理精神痛苦源于他们的知情权被"善意地剥夺"。

应对措施

◎每一疾病阶段都应主动询问患者的信息需求，他们想要知道哪些信息，坦诚回答他们所关心的问题。

◎多用一些时间倾听患者的顾虑和担忧，鼓励他们充分表达情感，表示您的理解。

◎鼓励患者参与到自己的治疗和护理中，并尊重他的意愿做决策。

原因三：角色改变

患病以后，患者的角色发生转变，原本的家庭支柱或职场精英转为被照顾的对象，原本的生活和职业规划被打乱，就会产生强烈的挫折感，这通常让他们难以接受，从而表现出愤怒、怨恨、苛刻或冷漠等情绪和行为表现。

应对措施

◎首先应理解和接纳患者的情绪反应，多花一些时间去陪伴他们，倾听和了解引发这些情绪反应的内心困扰，如感到不公平、不甘心、角色改变带来的无用感等。

◎应了解亲人虽然患病，但疾病不是生活的全部。不要因为疾病就让患者整日卧床，如果把疾病变成生活的全部，只会给患者带来更多的失落感和挫折感。

◎鼓励患者自理和参与日常家庭事务，包括洗衣做饭、整理房间、策划家庭庆祝活动等，在病情允许的情况下能做的事情就让他自己去做。

◎鼓励患者与亲属和朋友保持联系，打电话聊天、节日写祝福卡、举办小型家庭聚会等。

◎如未完全脱离工作角色，应提供患者居家工作所需要的支持，如安静的环境、电脑网络、协助沟通及取送工作文件等。在病情允许的情况下，只要他愿意做，就让他去做。

◎多说一些支持、赞扬和鼓励的话，不要说"你别动，一会儿又该难受了"……可以这样说："你试试看，如果累了就歇一会儿……""以前没发现，你还有这样的手艺！"

原因四：照顾负担

　　中晚期肿瘤患者的治疗通常是一个长期的过程，面对医疗费用的支出、家人陪伴的照顾负担、异地就医的不便等，患者通常会产生愧疚感，觉得拖累了家人，从而表现出抑郁、沮丧、自责等心理情绪反应。

应对措施

　　◎多花一些时间坐下来听听患者的想法，例如当前病情和治疗安排、病情变化的处理、住院接送、手术陪护、医疗费用报销等，了解他最担心的是什么。

　　◎解答患者关于照顾负担的疑虑和担忧，一起分析每一个问题和解决方法，尽可能具体可行，让他了解他所关心的事情都做好了安排，他所担心的事情都可以得到妥善解决。

　　◎适时地调动家庭和社会资源的支持，包括与亲友保持联系，定期探访表达关怀，必要的时候提供经济援助等。

　　◎应适时表达对患者的爱和感激："你在，这个家才完整，看见你，我们才安心踏实……"让患者知道自己对家庭有着重要意义，而非照顾负担。

原因五：形象改变

　　患病后，疾病和治疗带来的形象改变让患者自尊心受挫，从而出现焦虑、沉默、情绪低落、孤独等心理情绪反应。例如化疗带来脱发、皮疹等不良反应，手术可能带来器官缺失如乳房切除、截肢等，癌性伤口可能伴发渗液和恶臭，携带肠造口或泌尿造口等。

应对措施

◎治疗前了解疾病和治疗有可能给患者带来的形象改变，了解各种应对措施，提前做好身心准备。

◎如果使用可引起明显脱发的药物，可鼓励患者在化疗前剪短头发。治疗中如出现脱发，可鼓励她佩戴自己喜欢的假发，家属应主动陪伴去选购。

◎乳腺癌患者如做了乳房切除术，家属可陪伴患者联系专业机构定制义乳，提出积极的建议，帮助亲人重拾原来的形象和自信。

◎造口患者只要护理得当，仍然可以和以前一样生活、旅游、工作。护理措施见相应章节。

◎鼓励患者参加病友会和社会活动，有助于分享疾病经历、分担痛苦，更多时候可获得应对疾病的宝贵经验。

◎接纳患者的情绪和形象改变，鼓励表达情感，坦诚沟通，互相扶持，一起面对困境，一起经历"失去"，适应新的生活。

原因六：失去希望

中晚期肿瘤患者经历着长期的治疗、复诊、病情反复，由此看不到治愈的希望，找不到坚持下去的目标和意义，从而出现沮丧、失落，甚至绝望的心理。

应对措施

◎一个人患了病，经受了许多痛苦，难免有情绪低落和沮丧的时候，家属应给予理解，爱与关怀是您能给予亲人最好的礼物！

◎一个人要有目标才有希望，才会有坚持下去的动力。而对于肿瘤患者来说，这种目标是不断变化的。病期较早时，治愈是目标；病期到了中晚期，治疗目标则是带瘤生存，延长生命；生命末期的治疗目标则为缓解痛苦症状，提高生活质量。家属应与患者保持连续坦诚的沟通，随着疾病阶段不断调整目标，患者才能不断维持希望，以平和的心态去应对。

◎在关注治疗的同时，家属还要关注对患者来说什么是他最关心的、最想要的、最想做的事，鼓励他去做。一起把大目标分解成一个个小目标，做出计划逐项去完成，每一个小目标完成后庆祝一下。有了目标才能调动患者内在的潜力，推动他不断坚持和前行，这是维持患者希望感很重要的方式。

◎多陪伴，重温共同生活过的日子和难以忘怀的往事，倾听过程中不断肯定患者的付出、取得的成就、应对挫折的勇气。例如艰难的日子如何相互扶持度过、父母的严厉如何成就了今天优秀的儿女、最开心的事情、最难忘的事情、最骄傲的事情、最遗憾的事情……帮助患者在以往应对挫折的经历中找回信心和勇气，整理出遗憾的事情，就制订计划去弥补或实现。

◎对于患者认为有意义的事情，家属应提供相应支持，包括行程安排、物品准备、沟通协调、心理精神支持等。

◎住院治疗时，可以在床头摆一张全家福照片、患者喜欢的照片或喜爱的物件，这会给他带来生活的快乐和坚守的力量。

◎鼓励患者重拾兴趣，包括以往因为没有时间顾及的爱好，比如画画、针织、写作、做园艺等。

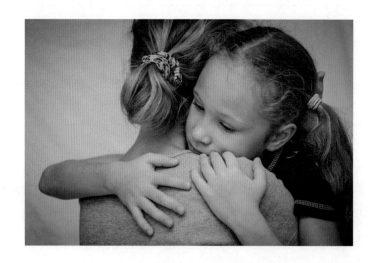

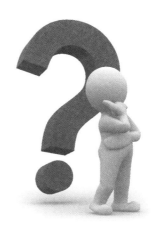

做一个会聊天的人

写在前面的话

　　在疾病不同阶段，面对亲人承受的身心痛苦，作为家属，您常常不知道如何去安慰，如何表达关心，如何提供支持，甚至双方都感到互不理解，从而产生孤独、疏远及无助感。希望以下内容可以帮助您做一个会聊天的人，与亲人进行有效沟通，携手共同面对困境。

诊断期

等待检查结果的过程中，患者很担心和害怕听到坏消息，常表现得焦虑烦躁，可能反复重复相同的话，可能寝食难安。作为患者最亲近的人，首先应坐在他的身边，做好认真倾听的准备，最重要的是让他把自己的担忧说出来，不说出来他会更难受。

尽量避免这样说：

× 别胡思乱想了，想那么多有用吗？

× 别琢磨了，着急也没用，等结果出来可不就知道了嘛！

× 肯定没事，检查一下就是为了放心！

× 早就告诉你不要抽烟，不要喝酒，都是自己作的！

× 我也知道你难受，我能怎么办，我恨不得得病的是我！

× 想那么多干嘛，走一步看一步吧。

可以尝试这样说：

√ 我知道你很担心，其实我也很担心，不管怎么样，我们先检查清楚。

√ （看到诊断结果）我知道你一时接受不了（扶住他的肩臂让他哭出来）

√ 你想到什么就说出来，我们一起想办法……

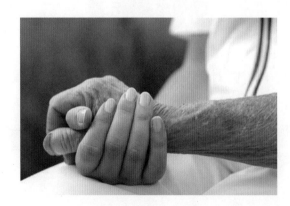

治疗期

面对疾病和治疗带来的身体不适，面对错综复杂的治疗方案，面对不可预知的治疗效果，面对角色的改变……患者的情绪随时会发生变化。家属要做的是陪伴在他的身边，表达理解和支持。一起讨论治疗利弊，一起查阅诊疗康复信息，一起应对药物不良反应，共同应对困境。同时，应了解治疗是一个长期的过程，如同高血压、糖尿病，患者也可能要长期带瘤生存，因此疾病不是生活的全部，还要用心去重拾生活的乐趣。

尽量避免这样说：

× 生病哪有不难受的，能忍就忍忍吧。

× 全家人的精力都放在了你的身上，你得听话，别老唉声叹气的。

× 你以为我们不着急吗？

× 怎么这么不听话，真让人着急！

× 病了就什么也不要做，好好养着。

× 治疗的事我们做主就行，你就别操心了。

× 怎么都是假发，凑合着戴吧。

× 几个周期都打完了，就这一个都坚持不了了？

可以尝试这样说：

√ 有不舒服就说出来，咱们一起想办法……

√ 今天看上去不开心，说来听听？

√ 今天医生说下一步治疗这样安排……你怎么考虑？

√ 计划不如变化快，咱们商量一下怎么办。

√ 这个假发特别适合你的脸型，经常换换发型精气神都不一样。

√ 想出去走走吗？看看老朋友？我陪你一起去。

√ 这件事不好办，你帮我出出主意？

√ 孩子的生日快到了，你说咱们怎么庆祝？给他一个惊喜？

终末期

当疾病进展进入临终阶段时，患者不仅承受着身体上的痛苦，还承受着巨大的心理精神痛苦，包括对疾病预后的不确定感、对死亡的顾虑和担忧、对分离的恐惧和不舍等。作为患者最亲近的人，最忌讳的是撒谎和回避。这时候您能够给他的最好的礼物就是陪伴和倾听，告诉他您会一直陪着他。

尽量避免这样说：

× 别胡思乱想了，赶紧休息吧，没那么严重。

× 做什么准备？还没到那个程度呢。

× 捐献角膜？不行，想什么呢！

× 你别说了，听着就难受……

× 还是得接着治疗，等治好了再想这事！

× 回家干嘛？也没啥好惦记的，踏实在这儿治病吧。

可以尝试这样说：

√ 你有什么顾虑？最担心什么？把能想到的都说出来。

√ 你想做些准备以防万一，我会认真记得，按你说的做。

√ 治疗的事情咱们听医生的，如果真到了没有办法的时候，我会尊重你的心愿。

√ 你想捐献角膜帮助更多的人，虽然我很不舍，但我会遵从你的心愿为你联系有关事宜。

√ 你想回家，是不是挂念家里的一些事情？

√ 你现在最想做的事情是什么？最想见的人是谁？

√ 感谢你带给我们所有爱的记忆，我会按你说的安排好以后的生活，好好地活着。

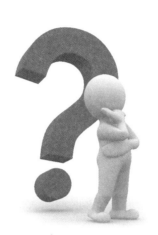

如何应对谵妄

写在前面的话

　　谵妄是术后、重症及终末期肿瘤患者常见的一组神经精神综合征，主要表现为意识障碍，注意力不集中，出现错觉和幻觉，以幻视为多；可伴有紧张、恐惧、兴奋不安、行为冲动、思绪混乱、言语不连贯；时而清醒，时而糊涂，对周围环境的定向丧失，例如分不清时间、不知道自己身在哪里、不认识家人等。病情多在夜间加重，持续数小时至数日不等。

　　本节帮助主要照顾者了解谵妄相关知识和应对技巧，希望可在居家照顾中恰当应用以缓解痛苦及保证患者安全。

评估引起谵妄的风险因素及表现

✎ 可能引发谵妄或导致症状加重的因素（咨询医护人员）

☐严重缺氧：各种原因引起的呼吸困难、呼吸衰竭、大量胸腔积液等

☐手术 ☐感染

☐肝、肾衰竭 ☐肿瘤脑转移

☐阿片类镇痛药，如吗啡、羟考酮、芬太尼等

☐脑血管病史 ☐慢性酒精中毒病史

☐皮质类固醇，如地塞米松 ☐水、电解质代谢紊乱

☐严重便秘 ☐尿潴留

☐高龄 ☐其他

✎ 患者有无以下表现

☐定向障碍：对当前日期、时间、地点、人物不能准确回答

☐认知障碍：不能通顺、流畅地读、写或重复说一段文字

☐出现幻觉：看见或听见一些奇怪的人、事或声音

☐思维混乱：说话思路分散、语无伦次、偏离主题、前后矛盾

通用护理策略

◎评估患者出现2个及以上异常表现，应及时去医院就诊。

◎如存在可引起谵妄的明确的疾病因素，应积极消除病因。

◎如确定是由于药物因素引起的谵妄，应遵医嘱调整用药。

◎用于缓解谵妄症状的抗精神病类药物及镇静催眠药应在医护人员的指导下正确使用。

◎应了解谵妄是一种病理状态，而不是"发疯"，不要指责患者。

◎让患者留在自己熟悉的环境中，让他有安全感。房间应保持安静，轻声交谈，灯光柔和，减少不良刺激。

◎由熟悉的亲友在身边提供照顾可以让患者更安心。

◎房间物品摆放有序，活动时有人陪同，预防跌倒、坠床。如有视、听、行障碍，可提供眼镜、助听器、助行器等。

◎症状通常日轻夜重，夜间应有家人陪同，患者的床应安装床档，避免意识混乱时坠床。

◎保持良好的睡眠规律，尽量减少白天的睡眠时间，白天鼓励患者读报、画画、活动。

◎患者也会间断出现意识和认知正常，家属应多陪伴，抓住时机进行有效沟通。

◎有意识地为患者做定向训练，如告知日期、时间、地点、人物等。

终末期谵妄的护理措施

◎终末期患者如出现躁动不安，应检查有无粪便嵌塞，急性粪便嵌塞可使用开塞露处理（见便秘章节）。

◎终末期患者如出现躁动不安，应检查有无尿潴留，如下腹部胀满且数小时未排尿，考虑尿潴留。可使用温毛巾热敷下腹部，轻揉下腹部，听流水声，仍无排尿应请医护人员给予留置尿管导尿。

◎临终者出现谵妄，有时可能是在向亲人传递一些信息，请不要打断，也不要盲目用药，以免错过一些有意义的相处时间。

◎有的临终者想要表达自己的愿望，如想要见到某个人、想要安排某件事、想要留下一些嘱托等，家属应尽可能帮助亲人完成心愿。

◎有的临终者想要提醒亲人做好准备，如提到要去见某个逝去的亲人、要去一个特别的地方、要去旅行等，家属应表达理解并允许亲人安心离开。

◎在床旁准备一张纸、一支笔，坐下来仔细聆听临终者的话并记下来。

◎当临终者出现眼神放空、视线在某处、心烦意乱、伸手触摸或挥开不存在的人或物、挑剔纠结一件小事等，不要与其争辩，试着去理解和接受，问"能告诉我发生了什么事情吗？""我很高兴你看到这些美丽的风景，多跟我说说……"

◎如果您不知道说什么，可以不说话，只要握着他的手就好，或者对他微笑，抚摸他的额头，告诉他您一直在身边，让他感到安心。

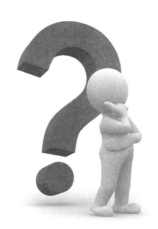

如何做好
自我照顾

写 在 前 面 的 话

　　家人患了肿瘤，整个家庭生活惯性被打乱，作为照顾者的您会非常辛苦，常常感到手足无措，生活一片混乱，甚至心力交瘁。面对亲人的身体、心理、精神痛苦，不知道如何去安慰，不知道如何提供有效照顾和支持。记住，照顾好自己才能更好地照顾家人！以下内容介绍了理清思绪、调动家庭力量、提高居家照顾能力及自我放松的技巧和方法，希望对您有所帮助。

稳定情绪，理清思绪

勾选我需要思考的事情，按优先顺序排列

□我是否清楚患者当前的疾病状况及后续的诊疗计划

□患者是否清楚当前的疾病状况及后续诊疗计划

□还要告知哪些家人关于患者当前的疾病状况及后续诊疗计划

□如果患者不知情，如何告诉他实情

□可能的医疗花费及来源

□如果选择异地就医的住处安排

□就医的交通工具

□治疗期间患者的主要照顾者及后备照顾者

□家里其他需要照顾的老人或孩子的安排

□自己的工作安排

□其他

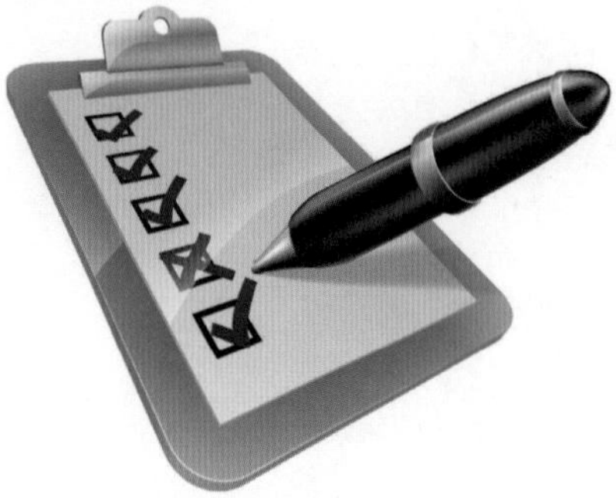

坦诚沟通，共同面对

◎患病不仅是患者的事情，也是家庭的事情，家庭成员应团结一致，坦诚沟通，共同面对困境。记住：一个人走得很快，一群人走得更远！

◎记住：生病的是患者本人，他有权知道实情，有权参与关于自己诊疗的决策。

因此，家属应尊重患者的权利，保持所有信息与患者沟通顺畅。如果您试图隐瞒，后续会带来越来越多的心理精神上的困扰，从而加重照顾负担。

◎抗肿瘤治疗是长期过程，应做好打持久战的准备，家庭成员无需三五成群地一起出现在患者身边，应根据工作情况合理安排时间分担照顾负担。建议召开家庭会议，由主要照顾者分配其他成员任务并密切配合，既可保证患者得到连续照顾，又能使家庭事务继续运转。

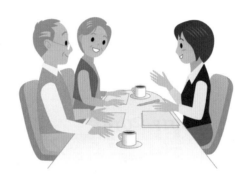

◎肿瘤是一个慢病过程，通常需要长期治疗，因此在医疗花费方面应提前做好计划。首先对家庭的财力做一个客观的分析和安排，选择用药方面，在咨询医生意见的同时也应结合经济条件慎重选择，统筹安排不同疾病阶段的花费，以免因一开始盲目选择高价位或进口药而在治疗后期出现经济困境。

提高居家照顾能力

◎掌握就医途径及医院应急电话，居家期间患者如有疾病和治疗相关问题，可及时咨询医护人员。

◎查阅与患者疾病相关的专业的科普读物，如《癌症康复》杂志，学习疾病预防、治疗及护理知识。

◎掌握本书的其他章节关于症状、并发症的预防及护理知识和技能对您也会有所帮助。

◎照顾卧床患者，您需要学习舒适照护技能，例如，为不能自理的患者翻身移位、上下床、洗头洗澡、二便护理、喂食等。这些技能看似简单，其实有很多技巧和方法，熟练应用能让您不仅能在照顾中节力，还可以提高患者的舒适度。推荐中国台湾赵可式教授编写的《照护基本功》，书中附图解视频，可参照学习。

◎如果患者发脾气，不要着急，坐在他的身边，他可能只是需要您的陪伴、关注和倾听。

◎调整心情，疾病不是生活的全部，体力允许的情况下可以安排家庭聚会、在纪念日或节日举办一个小小的庆祝仪式，记住，一定要让患者参与进来。

◎您可以读书或新闻给他听，可以一起翻阅照片，分享家庭故事，可以将笑脸、宠物和孩子的照片放在他的身边，让温暖和爱陪伴彼此相处的时光。

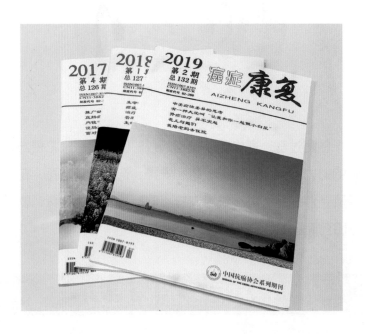

生命终末期照顾

◎生命终末期可能面临许多关于抢救和生命支持的决策，而此时患者已不能表达，如果没有提前沟通，危机来临的时候您就会难以抉择，不知道自己的决定是否正确、是否符合亲人的意愿，当亲人离世后可能陷入自责，甚至出现延迟性悲伤障碍。因此，应选择合适的时机提前沟通，预立生命终末期有关的医疗照护计划。患者也可登录"选择与尊严"网站填写"我的愿望"（网址：www.lwpa.org.cn）。

◎当患者病情进展，出现明显乏力、卧床不起、昏昏欲睡、食欲不振、吞咽困难、脱水、注意力不集中、烦躁不安、定向障碍等表现时，提示时日不多，家属应提前做好心理准备和其他必要的准备，以免措手不及。

◎生命终末期患者如果不想进食，不要强迫他，这时候勉强进食反而会加重恶心、呕吐、呼吸困难等不适症状。可以用吸管喝一点水，用专用海绵棒帮助患者清洁口腔，用润唇膏滋润嘴唇。

◎喉咙里"呼噜呼噜"的分泌物的声响是生命终末期的表现，可以帮助变换体位或者调整枕头的位置来减少声响。呼吸困难患者可以开窗让空气流通，在患者侧面用小风扇轻吹脸颊来增加舒适度。

◎当生命终末期患者出现意识恍惚、胡言乱语、认知定向障碍时，护理措施见谵妄章节。

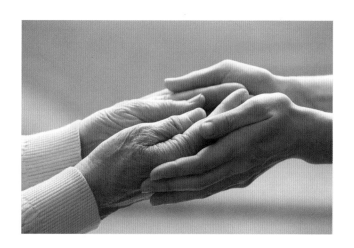

自我放松技术

◎大声说出来：直面和承认自己的挫折、失落和悲伤的感受，不要把它埋在心底，可以向其他家庭成员或朋友倾诉，大声说出来，将情感化为语言常常可以治愈伤痛。

◎用笔写下来：当您觉得思绪混乱、焦虑、愤怒时，也可以试着拿起笔写下来，写下您的担忧、您的感受，理清思绪、释放情感对缓解压力会有帮助。

◎自我照护计划：在照顾亲人的同时也要制订一个日常自我照护计划，进餐、休息、锻炼、打电话、吃药（如患心血管病长期服药的家属）的时间尽可能规律，可做一个作息时间表，设闹铃提醒。

◎请人帮忙：如果没有其他家属可以分担，您一个人长期照顾患者，则可能会出现"心有余而力不足"的情况，尤其是年龄较大的家属。可以请护工协助，应允许自己有休息的时间。

◎给自己放个假：做您想做的事情，如听音乐、跑步、健身、爬山、探访朋友等。

◎正念减压训练：这是一种集中意念的方式，有目的地把注意力集中到当下的体验中，并以开放的态度接纳自己。通过静心冥想放松身心，操作简单，适合长期照顾者练习，也可以借助冥想录音引导练习。

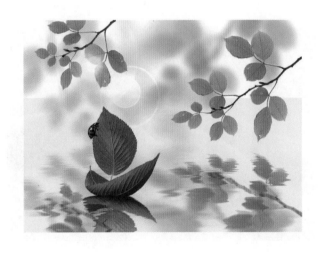

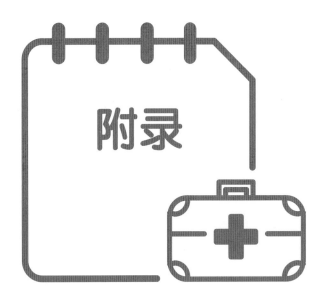

附录

附录1　化疗日记

日期	药名 / 剂量	不良反应 / 应对	备注
例：2019/07/01	紫杉醇 / 120 mg 顺铂 / 50 mg	恶心 1 级 / 少食多餐	

附录 2　化疗期间血液检查记录单

提示：这里所使用的标准值参考北京大学肿瘤医院所用数值，不同医院正常值范围可能不同，应以您就诊的医院为主。

血常规	正常值	2020/ 05/20	----/ --/--	----/ --/--	----/ --/--	----/ --/--
★ WBC/ 白细胞总数	（4.0 ~ 10.0） $\times 10^9$/L					
LYMPH%/ 淋巴细胞百分数	20 % ~ 40 %					
LYMPH#/ 淋巴细胞绝对值	（1.00 ~ 5.00） $\times 10^9$/L					
MONO%/ 单核细胞百分数	3.00 % ~ 8.00 %					
MONO#/ 单核细胞绝对值	（0.20 ~ 0.80） $\times 10^9$/L					
★ NEUT%/ 中性粒细胞百分数	50.00 % ~ 70.00 %					
★ NEUT#/ 中性粒细胞绝对值	（2.00 ~ 8.00） $\times 10^9$/L					
EO%/ 嗜酸性粒细胞百分数	1.00 % ~ 5.00 %					
EO#/ 嗜酸性粒细胞绝对值	（0.10 ~ 0.50） $\times 10^9$/L					
BASO%/ 嗜碱性粒细胞百分数	0.00 % ~ 1.00 %					
BASO#/ 嗜碱性粒细胞绝对值	（0.00 ~ 0.10） $\times 10^9$/L					
★ RBC/ 红细胞总数	（3.50 ~ 5.50） $\times 10^{12}$/L					
★ HGB/ 血红蛋白	女 110 ~ 150 g/L 男 120 ~ 160 g/L					

（续表）

血常规	正常值	2020/05/20	----/--/--	----/--/--	----/--/--	----/--/--
★ HCT/ 血细胞比容	37.0 % ~ 49.0 %					
MCV/ 红细胞平均体积	82.00 ~ 92.00 fL					
MCH/ 红细胞平均血红蛋白量	27.00 ~ 31.00 pg					
MCHC/ 红细胞血红蛋白浓度	320 ~ 360 g/L					
RDW-SD/ 红细胞分布宽度标准差	37 ~ 50 fL					
RDW-CV/ 红细胞体积分布宽度变异系数	11.60 % ~ 14.80 %					
★ PLT/ 血小板总数	（100 ~ 350）×10^9/L					
MPV/ 血小板平均体积	6.80 ~ 13.50 fL					
PDW/ 血小板体积分布宽度	9.00 % ~ 17.00 %					
PCT/ 血小板压积	0.108 ~ 0.370					
P-LCR/ 大血小板比率	13.0 % ~ 43.0 %					

血生化	正常值	2020/ 05/20	----/ --/--	----/ --/--	----/ --/--	----/ --/--
★ TP/ 总蛋白	60.00 ~ 80.00 g/L					
★ Alb/ 白蛋白	35.0 ~ 55.0 g/L					
TBil/ 总胆红素	1.70 ~ 20.0 μmol/L					
DBil/ 直接胆红素	6.0 μmol/L					
IBil/ 间接胆红素	0.90 ~ 17.10 μmol/L					
TBA/ 总胆汁酸	0 ~ 10 μmol/L					
★ ALT/ 丙氨酸氨 基转移酶	0 ~ 40 IU/L					
★ AST/ 门冬氨酸 氨基转移酶	0 ~ 45 IU/L					
★ Urea/ 尿素	1.7 ~ 8.3 mmol/L					
★ Crea/ 肌酐	女 40 ~ 110 μmol/L 男 50 ~ 130 μmol/L					
★ UA/ 尿酸	女 90 ~ 340 μmol/L 男 90 ~ 420 μmol/L					
★ Glu/ 葡萄糖	3.60 ~ 6.10 mmol/L					
★ K$^+$/ 钾	3.5 ~ 5.3 mmol/L					
★ Na$^+$/ 钠	135 ~ 145 mmol/L					
★ Cl$^-$/ 氯	96 ~ 110 mmol/L					
TCO$_2$/ 总二氧 化碳	20 ~ 30 mmol/L					

（续表）

血生化	正常值	2020/ 05/20	----/ --/--	----/ --/--	----/ --/--	----/ --/--
★ Ca^{2+}/ 钙	2.12 ~ 2.75 mmol/L					
★ P/ 磷	0.69 ~ 1.60 mmol/L					
Mg^{2+}/ 镁	0.60 ~ 1.10 mmol/L					
★ TCHO/ 总胆固醇	2.84 ~ 5.68 mmol/L					
★ TG/ 三酰甘油	0.56 ~ 1.70 mmol/L					
★ HDL-C/ 高密度脂蛋白胆固醇	0.82 ~ 1.96 mmol/L					
★ LDL-C/ 低密度脂蛋白胆固醇	1.80 ~ 3.90 mmol/L					
Apo A1/ 载脂蛋白A1	1.00 ~ 1.60 g/L					
Apo B/ 载脂蛋白B	0.55 ~ 1.05 g/L					
★ LDH/ 乳酸脱氢酶	110 ~ 240 IU/L					
★ ALP/ 碱性磷酸酶	40 ~ 160 IU/L					
★ GGT/ γ - 谷氨酰基转移酶	男 10 ~ 50 IU/L 女 5 ~ 35 IU/L					
CK/ 肌酸激酶	男 38 ~ 174 IU/L 女 26 ~ 140 IU/L					
A/G / 白蛋白 / 球蛋白比值	1.0 ~ 2.5					

肿瘤标志物	正常值	2020/05/20	----/--/--	----/--/--	----/--/--	----/--/--
★ AFP/ 甲胎蛋白	0 ~ 7.0 ng/ml					
★ CEA/ 癌胚抗原	0 ~ 5.0 ng/ml					
CA199/ 癌抗原 199	0 ~ 37.0 U/ml					
CA72.4/ 癌抗原 72.4	0 ~ 6.7 U/ml					
CA125/ 癌抗原 125	0 ~ 35.0 U/ml					
NSE 神经元特异性烯醇化酶	0 ~ 15.2 U/ml					
SCC/ 鳞状上皮细胞癌抗原	0 ~ 1.5 ng/ml					
★ TPSA/ 前列腺特异性抗原	0 ~ 4.0 ng/ml					
FPSA/ 游离前列腺特异性抗原	0 ~ 1.00 ng/ml					
FPSA/TPSA 比值	0.16 ~ 100					
β-HCG/ 人绒毛膜促性腺激素	男性和未怀孕的女性 0 ~ 10 mIU/ml					
CA242/ 癌抗原 242	0 ~ 20.0 U/ml					
CYFRA21-1/ 细胞角蛋白 19 片段	0 ~ 3.3 ng/ml					
NMP22/ 膀胱肿瘤抗原	阴性					

附录3　体重变化监测日记

体重下降是营养不良的指标之一，体重下降幅度大也会影响到治疗的疗效和生存率。通常，治疗期所耗费的热量及蛋白质量会比平常多，一般在不刻意减重的情况下，1个月内体重下降超过5%，提示营养不良，建议立即寻求专业咨询帮助。

$$体重变化百分比 = \frac{（平常体重 - 目前体重）}{目前体重} \times 100\%$$

例如，1个月前体重55 kg，目前体重52 kg，则体重变化百分比

$$= \frac{（55 - 52）}{52} \times 100\% = 5.8\%，提示应补充营养$$

日期	体重（kg）	体重变化百分比（%）	日期	体重（kg）	体重变化百分比（%）
年　月　日			年　月　日		

附录 4　饮食种类及说明

饮食种类	说明及推荐食物
软食	粗纤维含量少的主食、蔬菜、干豆等；食物加工应煮软烂，烹调避免油煎、炸、烙、烤、爆炒等方法
软食	主食：可食用软米饭、馒头、面条、发糕、发面饼、精细制作的粗粮等；不宜食用油炸食品、玉米等 蔬菜类：可食用胡萝卜、西红柿、冬瓜、圆白菜、嫩菜叶等；不宜食用含粗纤维较多的蔬菜如韭菜、芹菜、藕、白菜帮子、鲜竹笋、豆芽等 水果：可食用各类容易咀嚼的水果，如猕猴桃、香蕉 蛋类：可食用煮鸡蛋、荷包蛋等；不宜食用油炸、煎鸡蛋 肉类：可将肉类做成肉末、肉丝、肉丁，鱼虾等，易于咀嚼消化 豆类：可食用豆腐、豆浆等；不宜食用熏干、干豆类等 坚果：可食用花生酱、杏仁酪、核桃酪等；不宜食用花生、核桃、杏仁、榛子等
流食	液体食物或进口即能融化的流质样食物
流食	应根据病情调整流食内容，如腹部手术后不宜食用引起胀气的薯类、豆类、辛辣食物；口腔手术后宜用黏稠流食；咽喉部手术用冷流质；胰腺炎患者用无油清淡流质 推荐饮食：脱脂牛奶、米汤、米糊、面汤、无油肉汤、蔬菜汁、果汁、杏仁茶、藕粉、菱角粉、葛根粉糊等
半流食	半固体食物，应稀、软、碎、易咀嚼吞咽
半流食	推荐食物：米粥、蒸嫩蛋、清汤细面等
低盐饮食	食盐量以克为单位计算，限制每日膳食中的含盐量在 1 ~ 4 g
低盐饮食	不推荐食物：腌制和其他含盐量不明的食物和调味品，如油饼、油条、咸蛋、火腿、酱鸭、板鸭、皮蛋、咸菜、酱菜等
低脂饮食	清淡少油食物，限制脂肪及烹调油，肝胆胰疾病患者进食脂肪应少于 40 g/d，其他人群每日进食脂肪含量应少于 50 g。烹调方法以蒸、煮、炖、烩为主
低脂饮食	推荐食物：大米、面、小米、豆腐、豆浆、蔬菜、低脂奶、脱脂奶、蛋清、鱼、虾、去脂禽肉等 限用食物：蛋黄、肥肉、全脂奶、炸面筋、花生、核桃、油炸食品、重油糕点等

（续表）

饮食种类	说明及推荐食物
少渣饮食	食物制作应细、软、烂，蔬菜去粗纤维后制成泥状
	推荐食物：馒头、软面条、白面包、煮烂的饭或粥、嫩的碎瘦肉、碎鸡肉、鱼、虾、豆浆、豆腐、鲜奶、酸奶、奶酪、胡萝卜、土豆、南瓜、冬瓜、水果泥、蛋糕、饼干、藕粉等 限制食物：各种粗粮、大块肉、油炸食物、整粒干豆、硬坚果、富含膳食纤维的蔬菜水果，如芹菜、韭菜、豆芽、菠萝等
低钾饮食	每日钾摄入量应低于 1000 mg；食物在水中浸泡或水煮去汤后再炒，可减少钾含量
	推荐食物：细粮；冬瓜、黄瓜、丝瓜、绿豆芽、西兰花等蔬菜；梨、苹果、西瓜、葡萄、草莓、柚子等水果；豆腐、豆浆等豆制品；鸡肉、鸭胸肉、鸡血等肉类
高钾饮食	富含钾的食物；可用含钾丰富的土豆、芋头代替部分主食；蔬菜不宜过水
	推荐食物：粗粮、土豆、芋头、红薯、小米等主食；菠菜、油菜、苋菜、萝卜、番茄、苦瓜、口蘑、百合、山药等蔬菜；香蕉、柑橘、菠萝、柠檬、哈密瓜、芒果等水果；红豆、绿豆、花生等豆类；鱼虾、牛羊肉、土鸡蛋等肉蛋类
可能引起胀气的食物	豌豆、坚果、甘蓝、菜花、豆角、西蓝花、黄瓜、瓜类、菠菜、菇类、牛奶、啤酒、苹果汁、蛋类、鱼类、玉米、芦笋、洋葱、韭菜、葱、白薯、重奶酪、芥末、辣椒、豆浆、碳酸饮料等
高能量食物	奶油、炒葵花籽、炸薯片、花生酱、巧克力、腊肠、方便面、烤鸭等
低能量食物	葡萄、草莓、四季豆、木瓜、西瓜、菜花、菠菜、茴香、西葫芦、豆浆等
高磷食物	口蘑、小麦胚粉、坚果、大豆、凤尾鱼、绿豆、鸭肝、蛋黄、对虾等
低磷食物	酸奶、扁豆、根菜、叶菜、茄果与瓜类、草菇、鸡蛋白、木耳、水果等
辛辣刺激性食物	辣椒、生葱、姜、蒜、芥末等及含有这些辛辣物质的食物